図解 10歳若返る! 簡単に頭を鍛える法

高島徹治

三笠書房

生涯現役の
「すごい頭」が手に入ります！

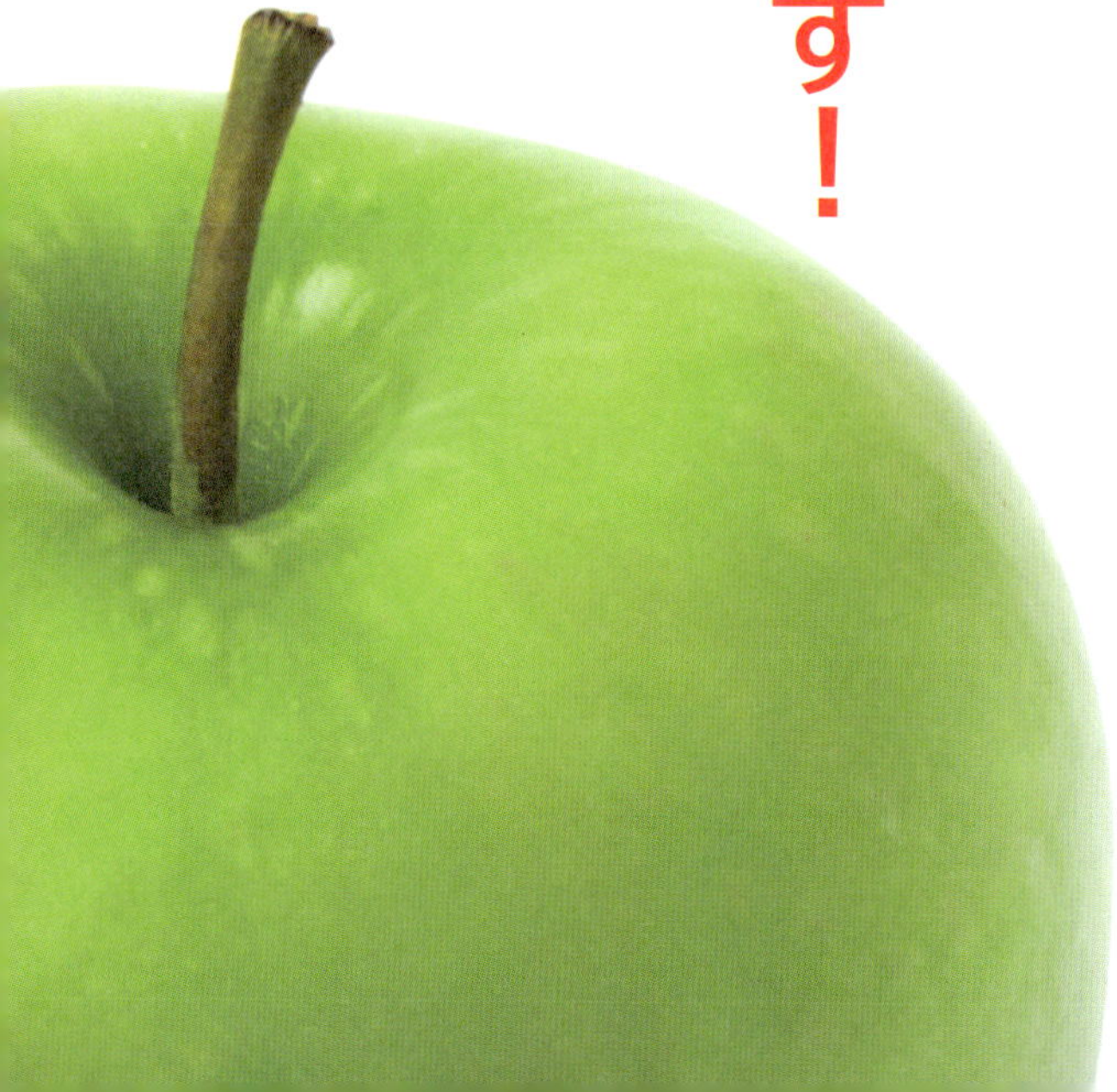

覚える力も、考える力も、年齢とは関係ありません。

「年をとれば、記憶力も思考力も衰えていくだけじゃないか」――。

なかには、そう言う人もいるかもしれません。

しかし、それは大きな間違いです。

じつは、覚える力も、考える力も、年齢とはまったく関係ありません。

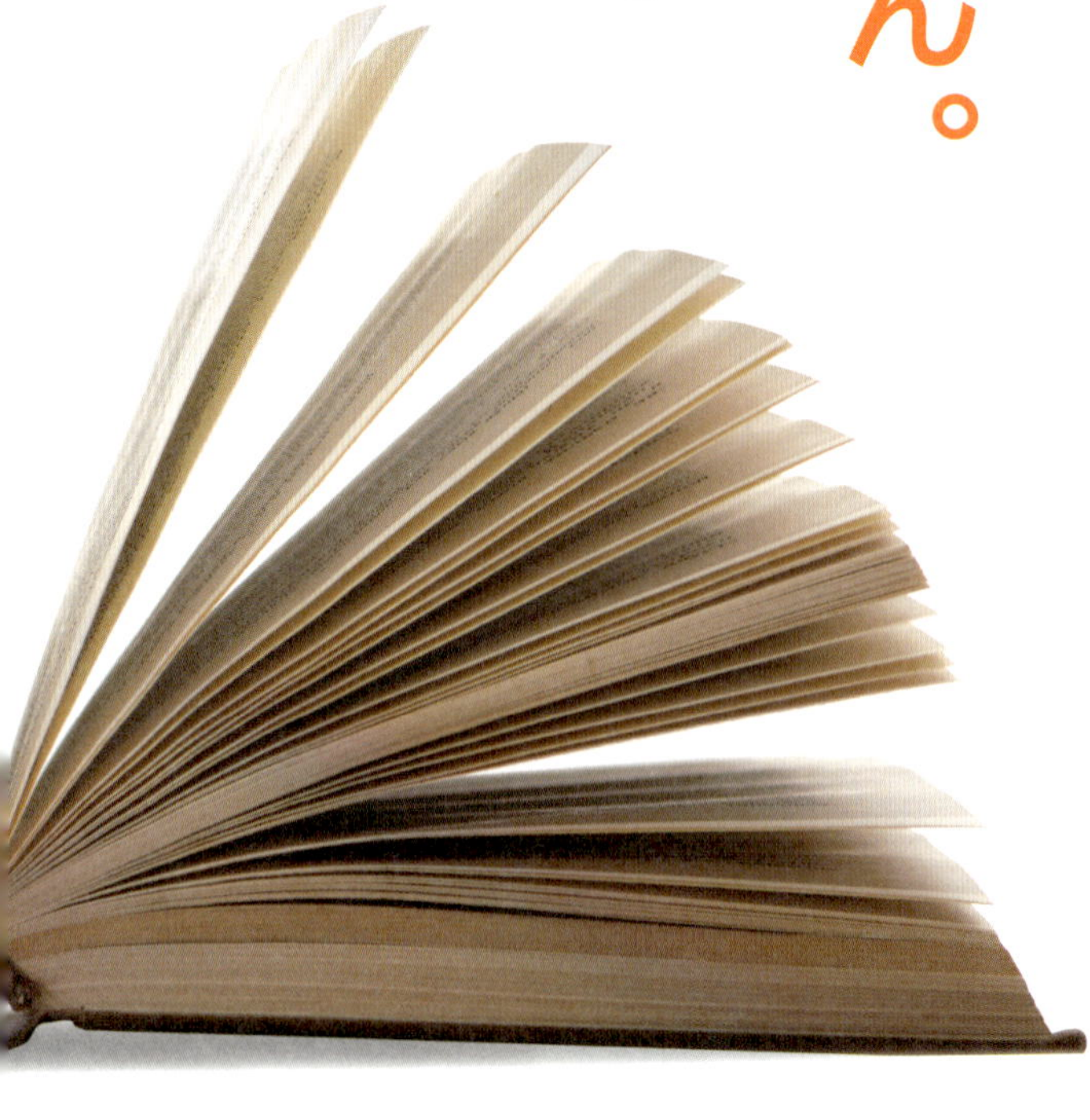

頭を鍛えさえすれば、**10歳若返ることもけっして不可能ではない**のです。

現に、私自身、これまでに社会保険労務士、行政書士、宅地建物取引士など、91の資格を取得してきましたが、資格を取りはじめたのは53歳を過ぎてからです。

大切なのは、覚える力と考える力を維持するための、ちょっとしたコツを知ること。

それだけで、自分でも驚くほど頭が活性化されるのです。

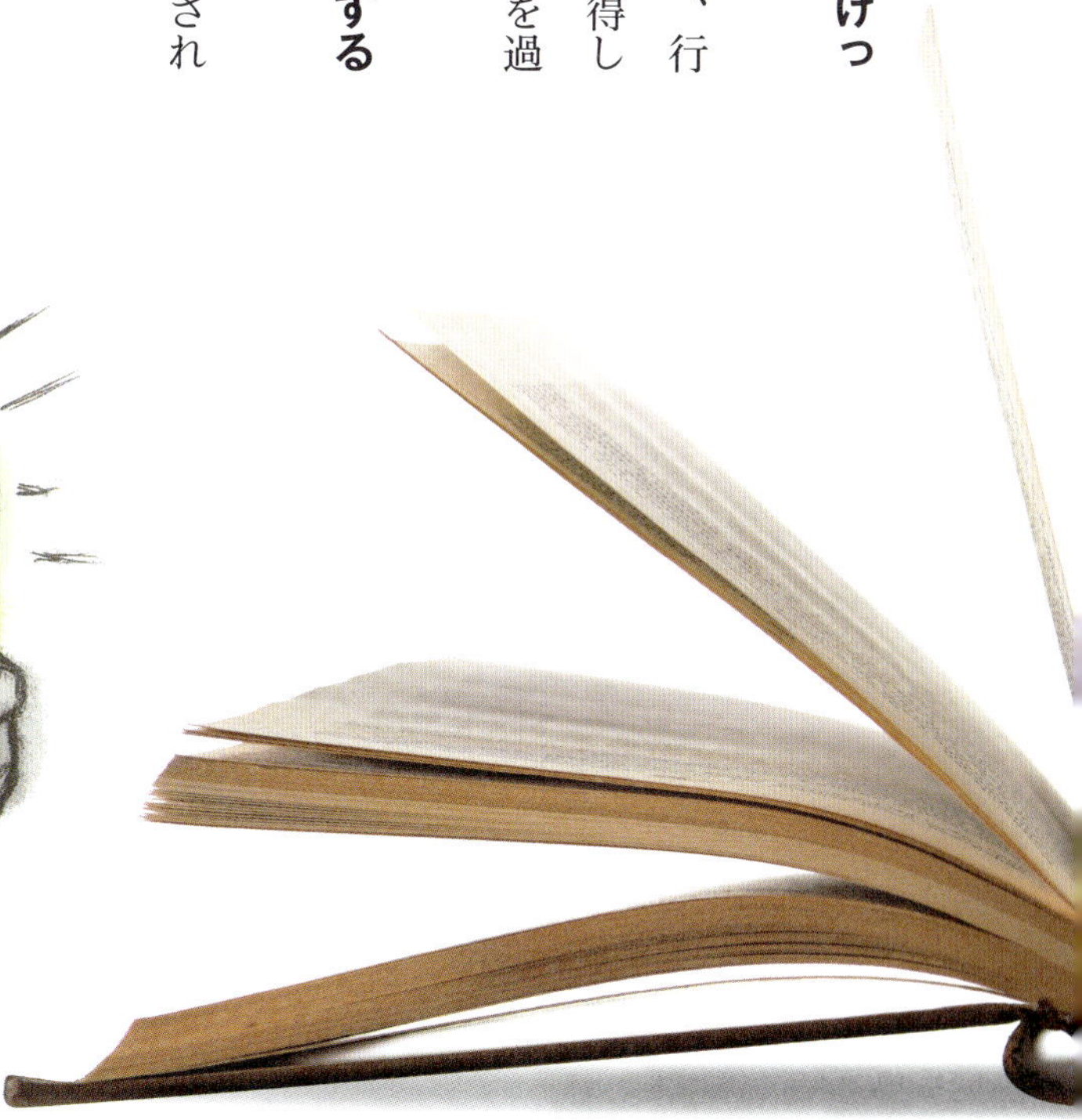

人生を楽しむには、頭を鍛えることが欠かせません。

人生後半を、幸せに生きる人と、生きられない人がいます。

その差は、たった1つ。「頭」の差です。

頭が鍛えられている——つまり、**覚える力、考える力を維持できれば、人生後半は素晴らしく幸せなものになります。**

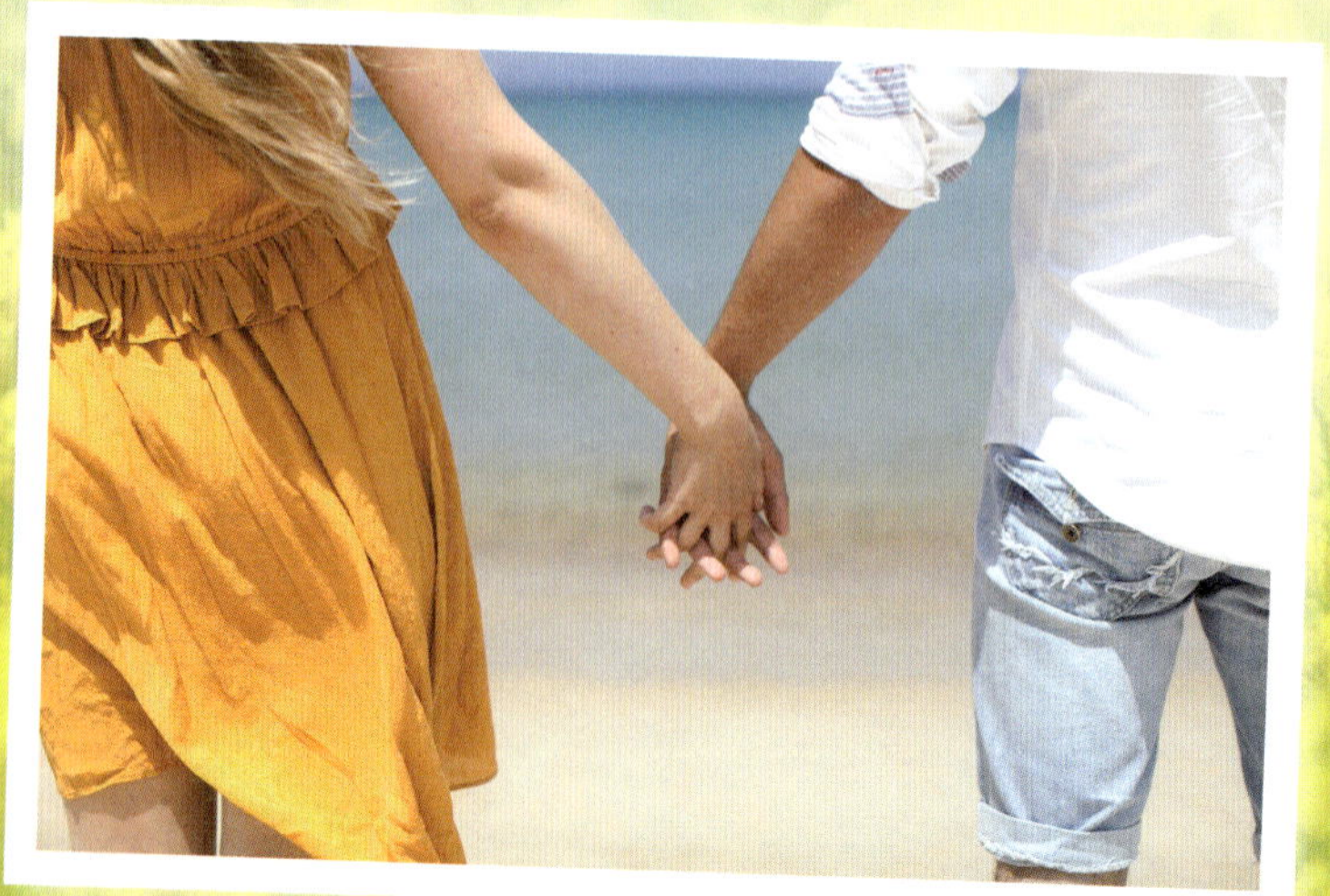

会社では皆から必要とされ、プライベートではパートナーや友人との時間を楽しく過ごせるといったように、1日1日が充実してきます。

頭を鍛える必要性は、もう1つあります。

平均寿命は男女ともに80歳を超え、定年しても20年もの生活が続きます。ところが、年金の支給開始年齢は引き上げが確実視されています。

「老後破産」を避けるには、頭を働かせるしかありません。

そう、**人生を謳歌するためにも、老後の生活を安定させるためにも、「生涯現役の頭」が必要**なのです。

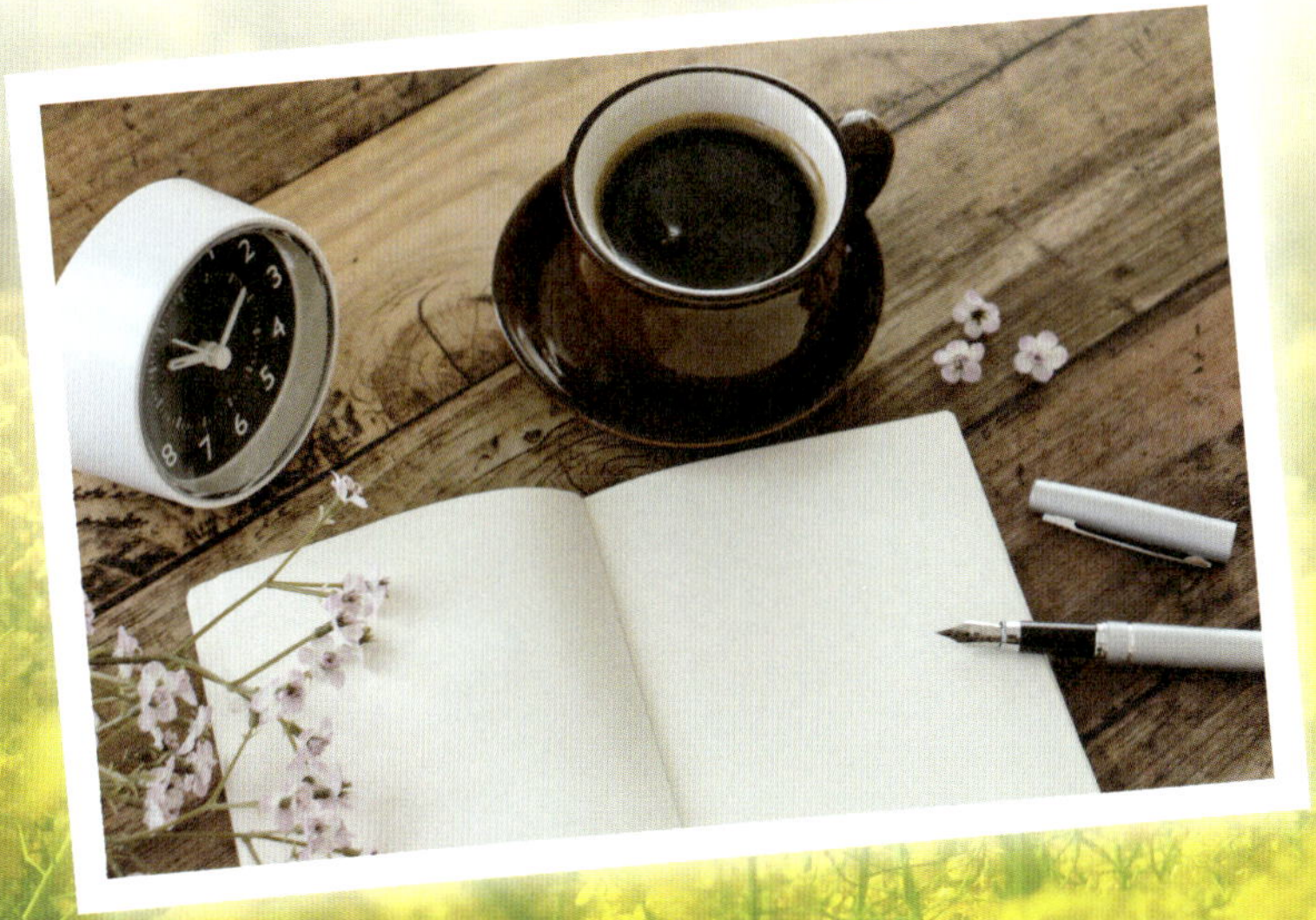

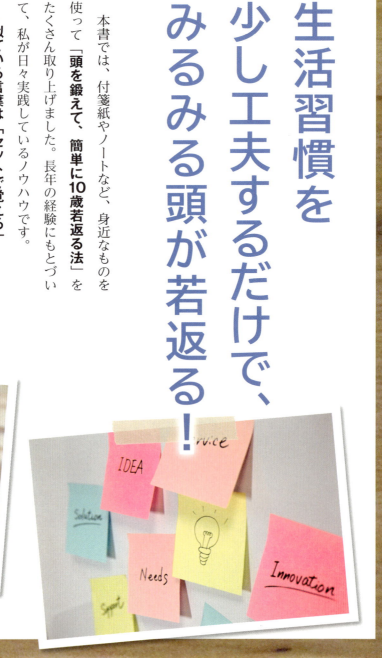

生活習慣を少し工夫するだけで、みるみる頭が若返る！

本書では、付箋紙やノートなど、身近なものを使って**「頭を鍛えて、簡単に10歳若返る法」**をたくさん取り上げました。長年の経験にもとづいて、私が日々実践しているノウハウです。

- **似ている言葉は「セットで覚える」**
- **「図を書く」と、右脳が動き出す**

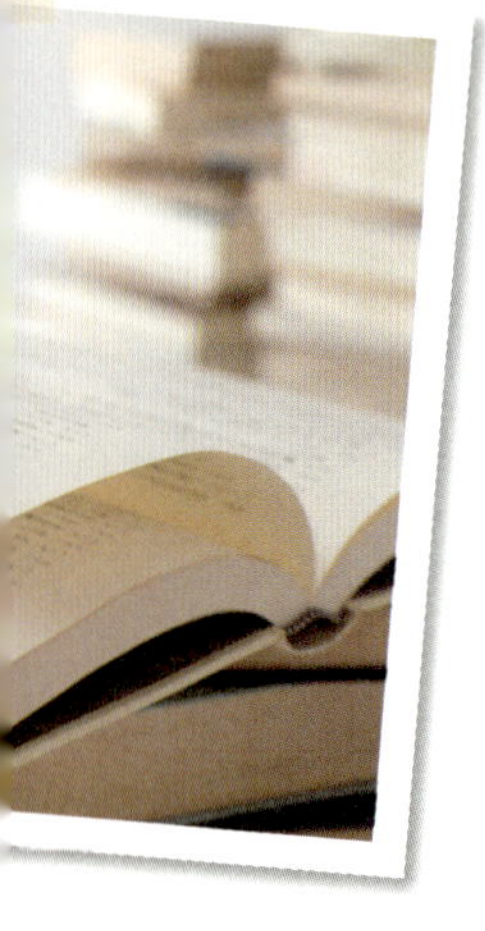

・「日」→「時間」でスケジュール管理する

どれも、バスやエレベーターのなかで、気軽にできるものばかりです。

また、「寝る前30分間の過ごし方」「起きた後1分間の過ごし方」「質のよい睡眠のとり方」「歩きながら脳を鍛える法」などなど、**生活習慣を少し工夫するだけで、みるみる頭が鍛えられる方法**も記しました。

本書がきっかけとなって、これからの毎日が最高に充実したものになることを願っています。

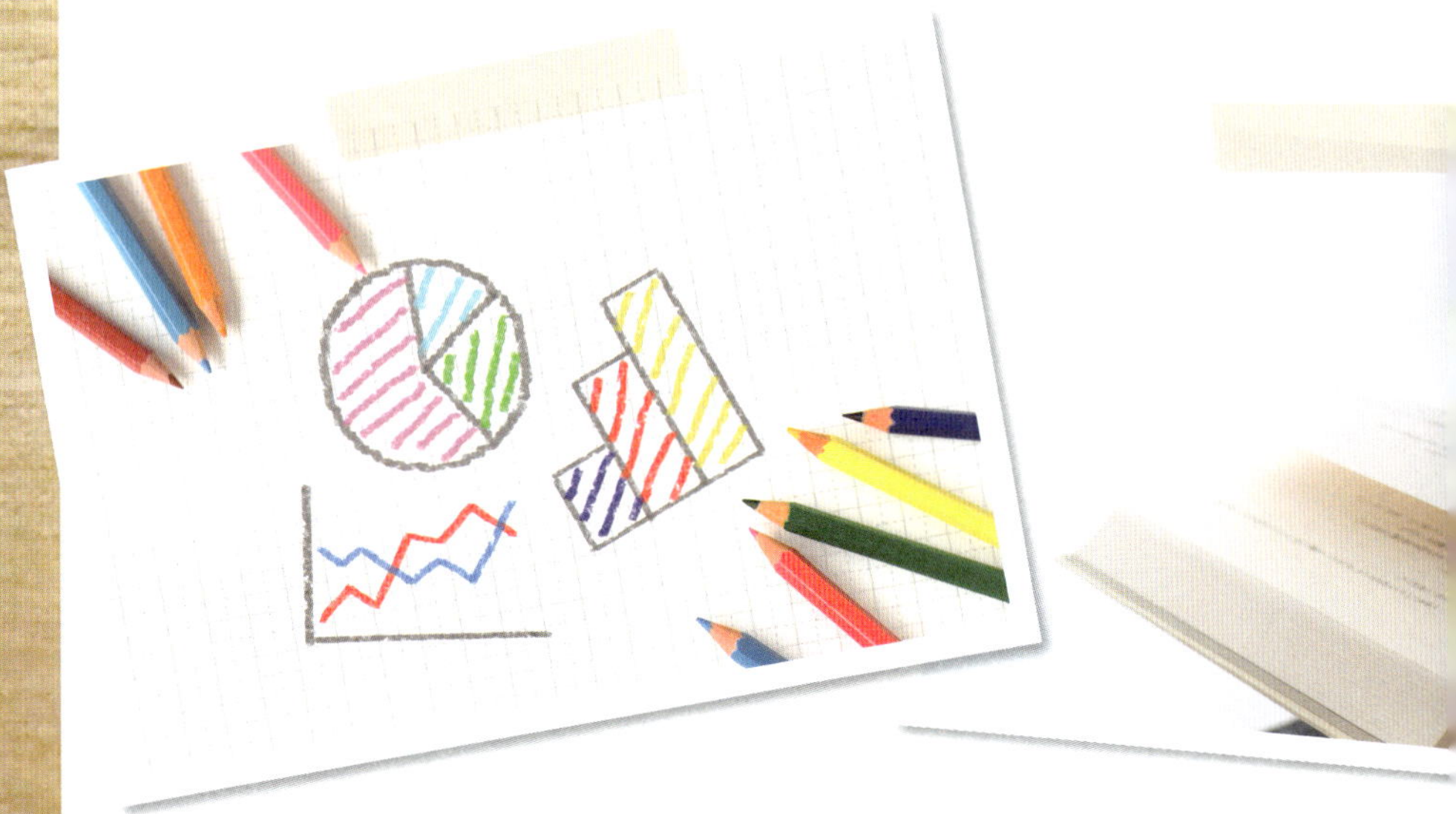

Contents

『図解 10歳若返る！ 簡単に頭を鍛える法』◇もくじ

3章 これが「知らないうちに頭を強くする」習慣

4章 人生後半は「読書」でさらに磨かれます

Contents

編集協力　小松事務所
本文DTP　オーパスワン・ラボ
画像提供　©studiopure -Fotolia

1章

10歳若返る!
簡単に「頭を鍛える」生き方

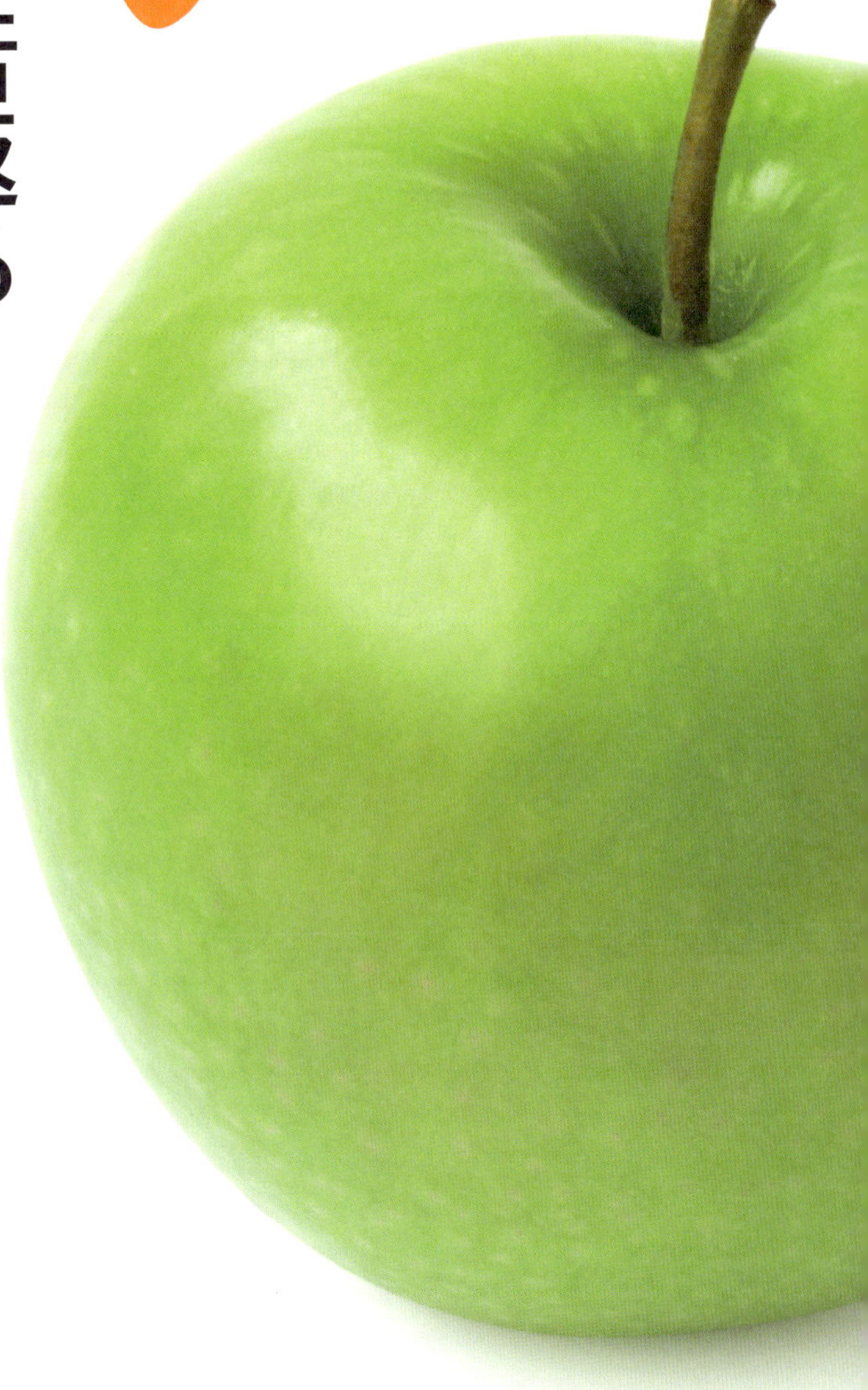

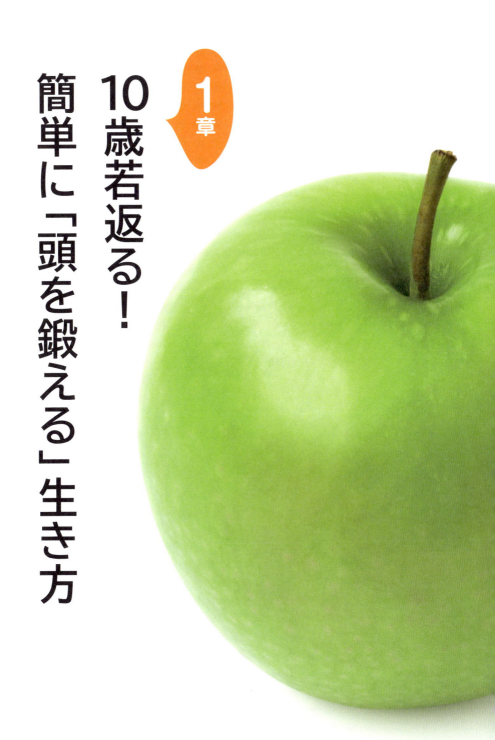

01 「すぐ思い出せない」のは「覚えていること」が多い証拠

「年をとれば記憶力が衰えるのは当然」——。

そう思っていませんか？　たしかに、年をとると、「もの忘れ」をしやすくなるのは間違いありません。

しかし、年をとっても「記憶する能力」はほとんど衰えないのです。

「なぜ、記憶しているのに、もの忘れをするのか？」

ここにポイントがあります。

じつは、**きちんと脳に記憶はしているけれども、思い出せないだけ**なのです。

もの忘れの原因は、「記憶力が衰える」ことではなく、「思い出す能力が衰える」ことによるもの。

脳に蓄えられた情報量は、年輩の人間のほうが多いはずです。それはそうでしょう。たとえば60歳の人は、20歳の人より3倍長く生きているのですから。

ここで問題になるのは、**大量に記憶された情報を、どうやってうまく引き出すか**です。

「えーと、あの歌手、なんていう名前だっけ。顔は覚えているんだけど……」

いくら多くのものを記憶していても、必要なときにとっさに出てこなくては意味がないのです。

60代は20代の「3倍の知識量」がある

**脳に蓄えられた情報は、
年輩の人のほうが多い**

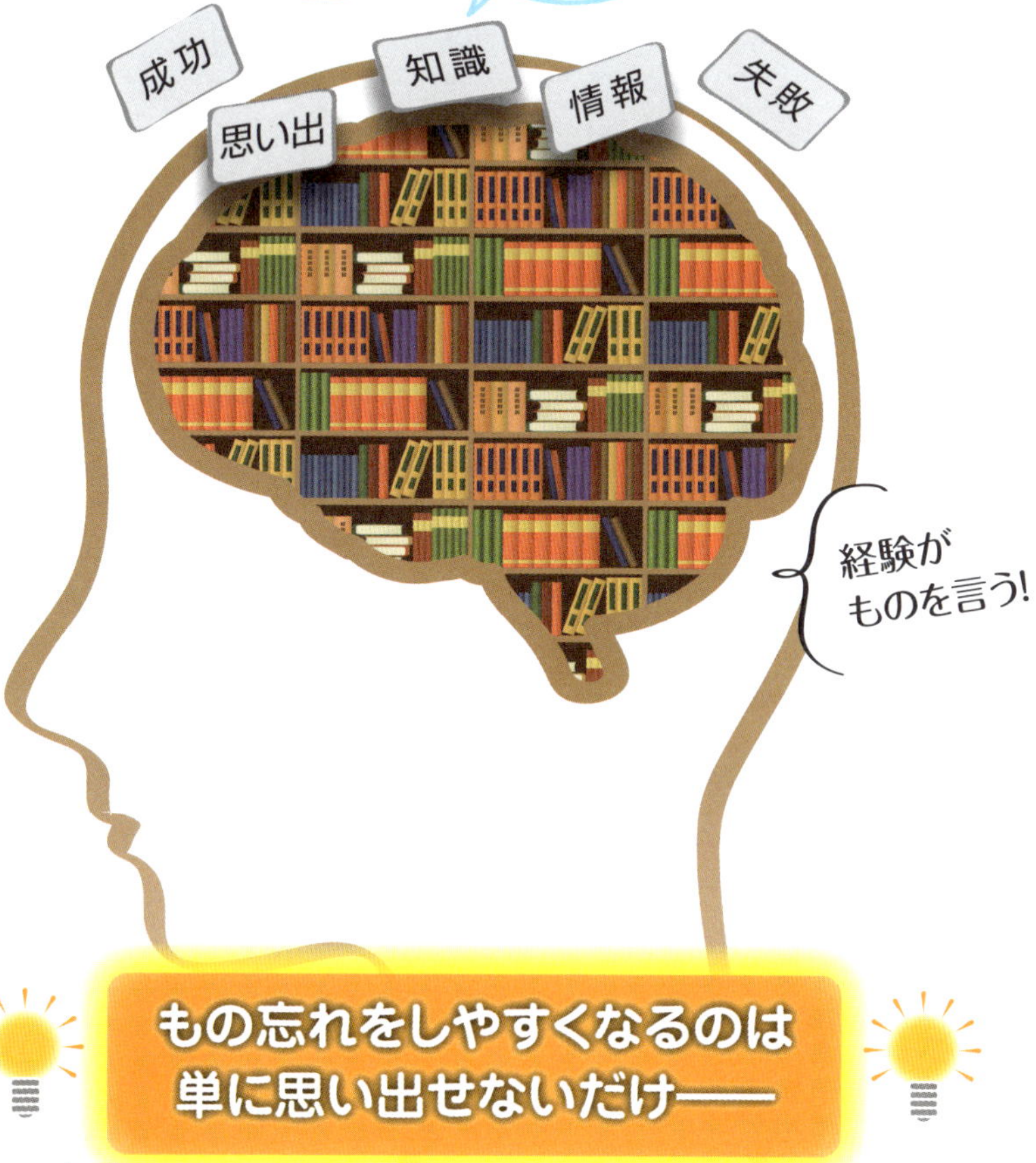

**もの忘れをしやすくなるのは
単に思い出せないだけ――**

**年をとっても
記憶力はほとんど
衰えない！**

02 脳から簡単に記憶を引き出す法！

もの忘れをしやすくなったからといって、心配することはありません。**大切な記憶は、必ず脳のどこかに保存されています。**

いつも使っている情報は思い出すのが簡単ですが、**たまにしか使わない記憶は、なかなか思い出せません。**

前述したように、年をとると知識や経験が豊かになり、そのぶんだけ情報量が増えて、必要な情報を探しにくい状態になるからです。情報量が多くなることで、思い出すこと自体をあきらめてしまう人も出てくるでしょう。

それが、もの忘れの原因にもなります。

たとえば、タンスの引き出しを想像してみてください。

しょっちゅう使っている引き出しは、スムーズに出し入れができますが、しばらく使っていないと歪んでしまい、なかなか引き出せません。

記憶もこれと同じこと。

脳の引き出しにしまった記憶を、どうすればスムーズに引き出せるのか？

いつでも引き出せるように、トレーニングさえ積めばいいのです。それが重要な「もの忘れ」対策であり、「10歳若返る」頭の鍛え方になるのです。

大切な記憶は、必ず脳のどこかにある

いつも使っている記憶は
思い出すのが簡単！

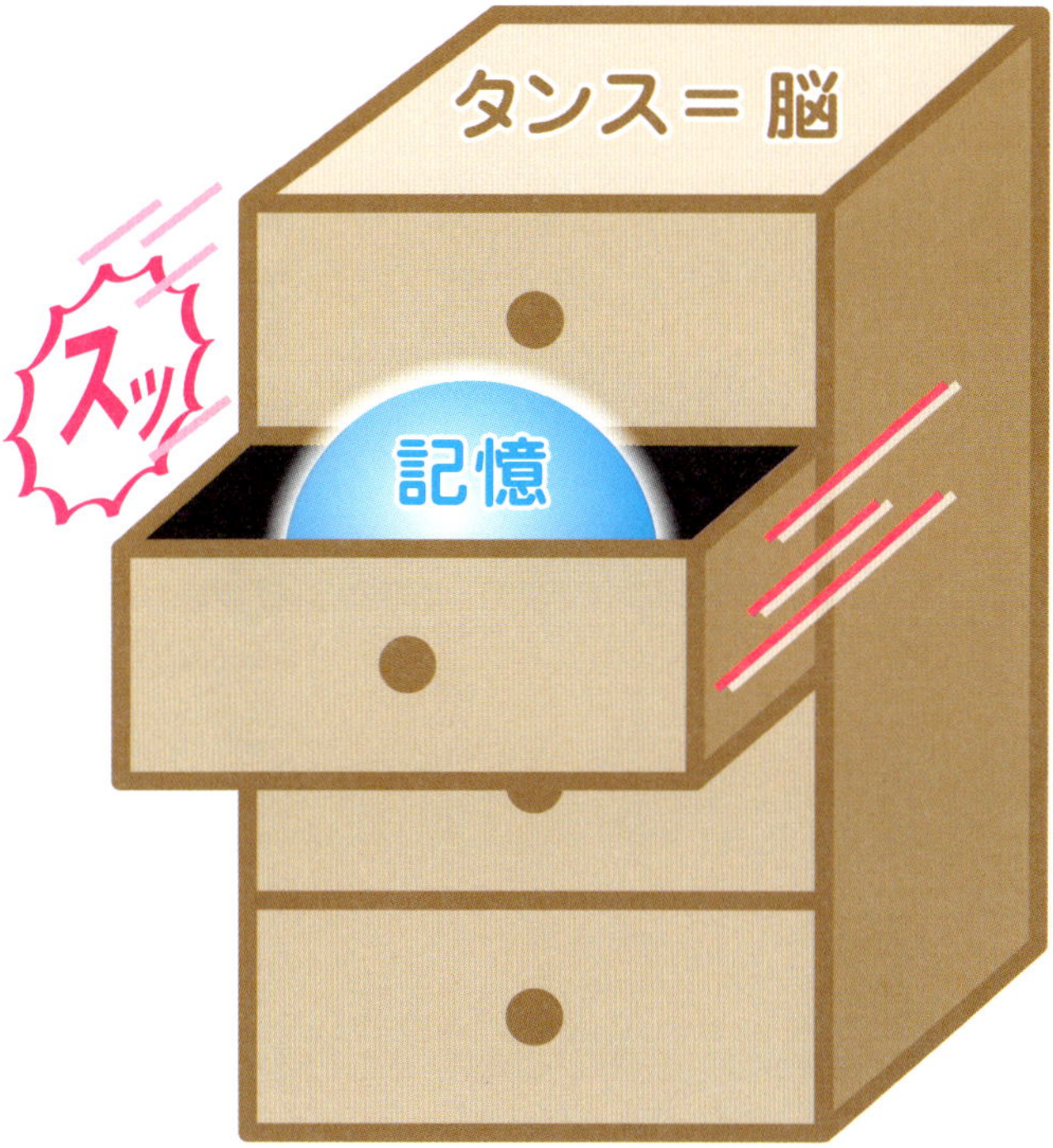

タンスの引き出しを
スッと引く要領で！

この本を読めば、
記憶を**瞬時**に**引き出す**こともできる！

03 「脳を使おう」と意識するだけで、脳は刺激されます！

「年をとると脳細胞が減るから、記憶力が悪くなる」

そう信じている人は多いかもしれません。

でも、それは誤りです。

脳細胞は数が多ければいいわけではありません。それよりも、**脳細胞どうしの結びつき――ネットワークのほうがはるかに大切**なのです。

脳のネットワークにおいて、パソコンのネットワークにあたるのが、脳をつくる主役「**ニューロン（神経細胞）**」です。

新しいことをしたり、新しいものを覚えたりして脳に刺激が加わると、ニューロンからシナプス（ニューロンのつなぎ目）がニョキニョキと伸びて、ほかのニューロンと結ばれていきます。

新しいインターネット回線が次々に開通して、ネットワークがどんどんと増えていく様子をイメージしてください。家にいながら世界中の情報が集められます。

脳もそれと同じでしょう。

たとえ脳細胞の数が減っても、**脳細胞のネットワークが増えていけば、脳はけっして衰えない**のです。それどころか、10歳若返ることも可能なのです。

脳細胞の「数」より「結びつき」が大事

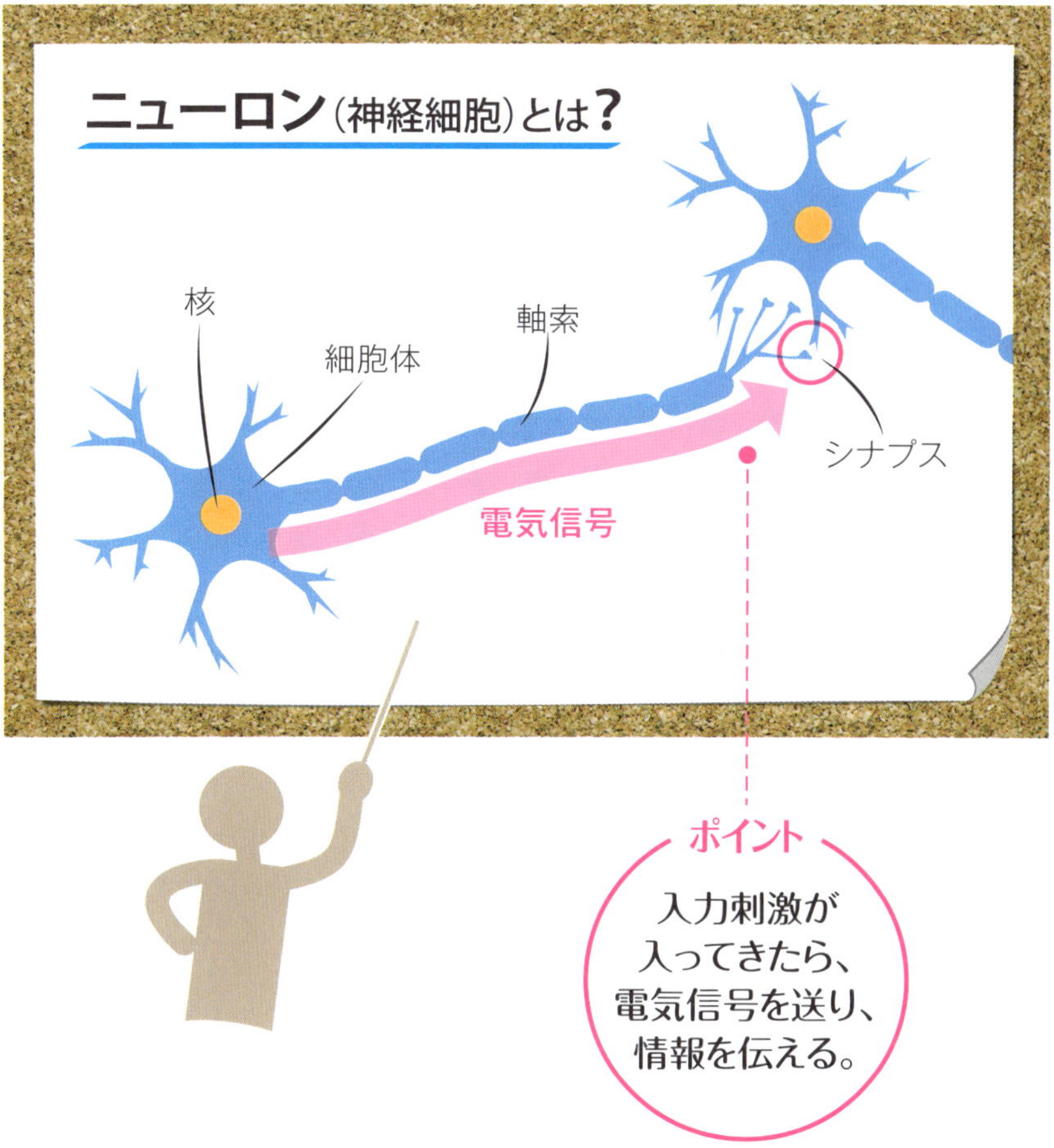

脳細胞の数が減っても、ネットワークが増えればOK！

04 「脳のネットワーク」を増やすコツ

人間の体には、「廃用萎縮《はいようい しゅく》」という性質があります。これは、**使っていない器官は、徐々に衰えていく**というもの。病気で何週間も寝たきりが続くと、足の筋肉が衰えて歩けなくなってしまうのも、これが原因です。

廃用萎縮は、脳にもあてはまります。

脳を使わないでいると、考える力も記憶力も衰えていきます。ですから、記憶力を磨くためには、日々脳をしっかりと使うことが、なによりも大切なのです。

つねに、**新しいことに興味を持ち、ニューロン（神経細胞）に刺激を加え続ける**こと。

これが脳細胞のネットワークを増やすには、一番いい方法です。

新しい回路がたくさんできれば、それだけ情報伝達のスピードが上がり、記憶力などの脳の働きが、飛躍的によくなり、脳を10歳若返らせることもできます。

ニューロンも生き物です。手垢のついた題材や、聞き飽きた発想には、あまり触手《しょくしゅ》を伸ばしてくれません。

そこで、できるだけ新鮮な、なにか工夫のある発想法なども取り入れるよう、意識して脳の使い方を工夫していきましょう。

何歳になっても、脳は若返る!

脳を使わないと衰える。

そこで――

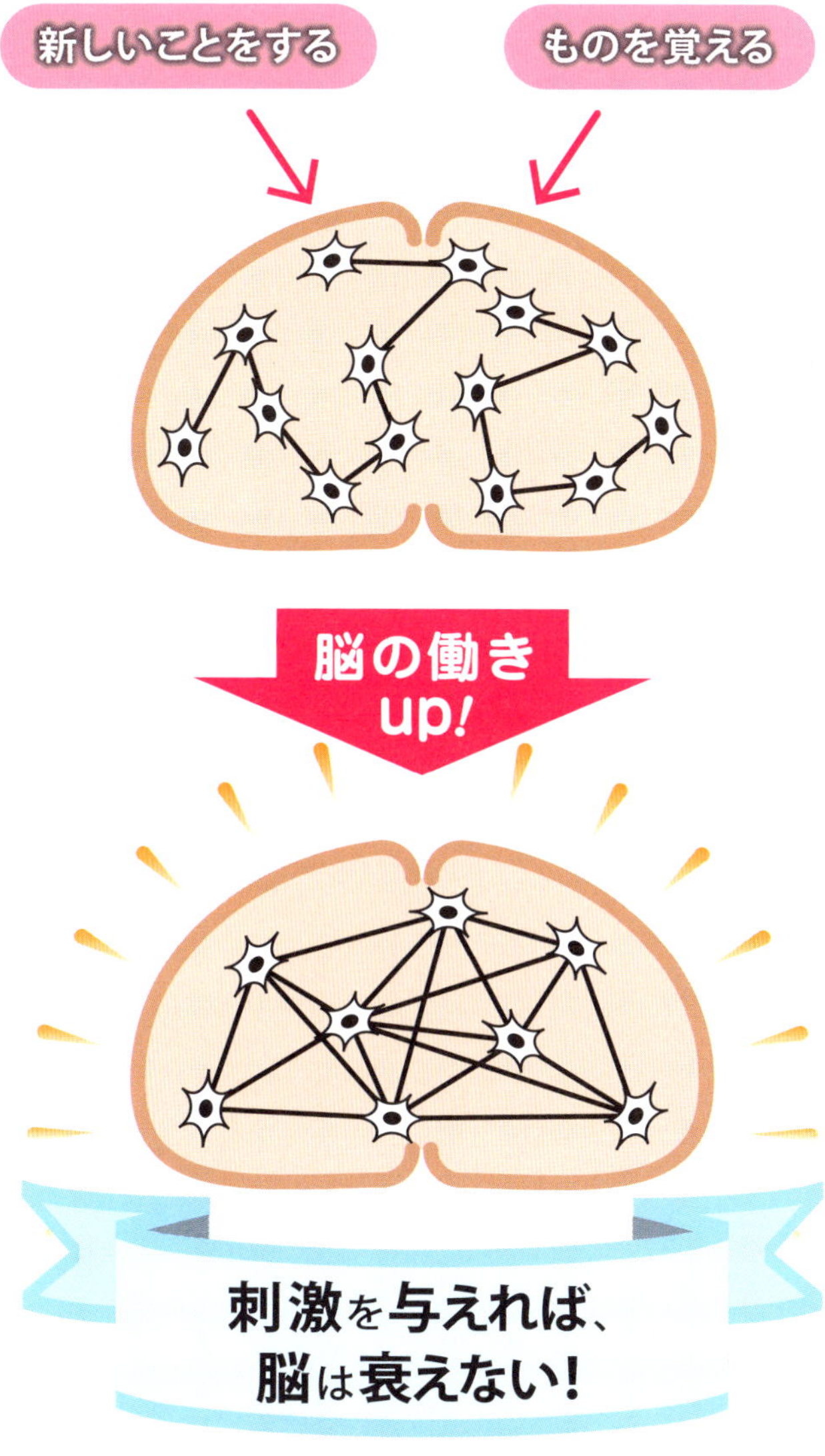
新しいことをする
ものを覚える
脳の働きup!
刺激を与えれば、
脳は衰えない!

05 「頭の使い方」を変えると、人生がさらに充実する！

年をとると、こんな経験が多くなりませんか？

買い物の途中で「あれ？　あと、なにを頼まれたのだっけ？」と、買うものを思い出せないことがある。

でも心配はいりません。「頭の使い方」にコツがあるのです。その方法とは、**脳の特徴をうまく利用する**もの。もの忘れを防ぐと同時に、10歳若返ることも可能です。

左脳、つまり**大脳の左側は理論的**な事柄を扱います。文字を読んだり、計算をしたりするときは、おもに左脳が活動しています。

これに対して、**右脳は感覚的**な事柄を扱います。絵を見たり、料理を味わったりする際に、五感に訴える刺激を受けると、おもに右脳が活動するのです。

この性質を上手に使うと、「あれ？　なにを買うのだっけ？」というもの忘れが防げるようになります。

「トマトを買ってくる」と言葉で覚えるのではなくて、スーパーの野菜売り場でトマトをかごに入れている様子を頭に描く、こうすれば忘れにくくなります。

つまり、なにか行動を起こすときには、**「次に自分がなにをしているか」という姿を頭に思い描く**ことで、もの忘れの8割くらいは防げます。

図でイメージすると、頭が鍛えられる

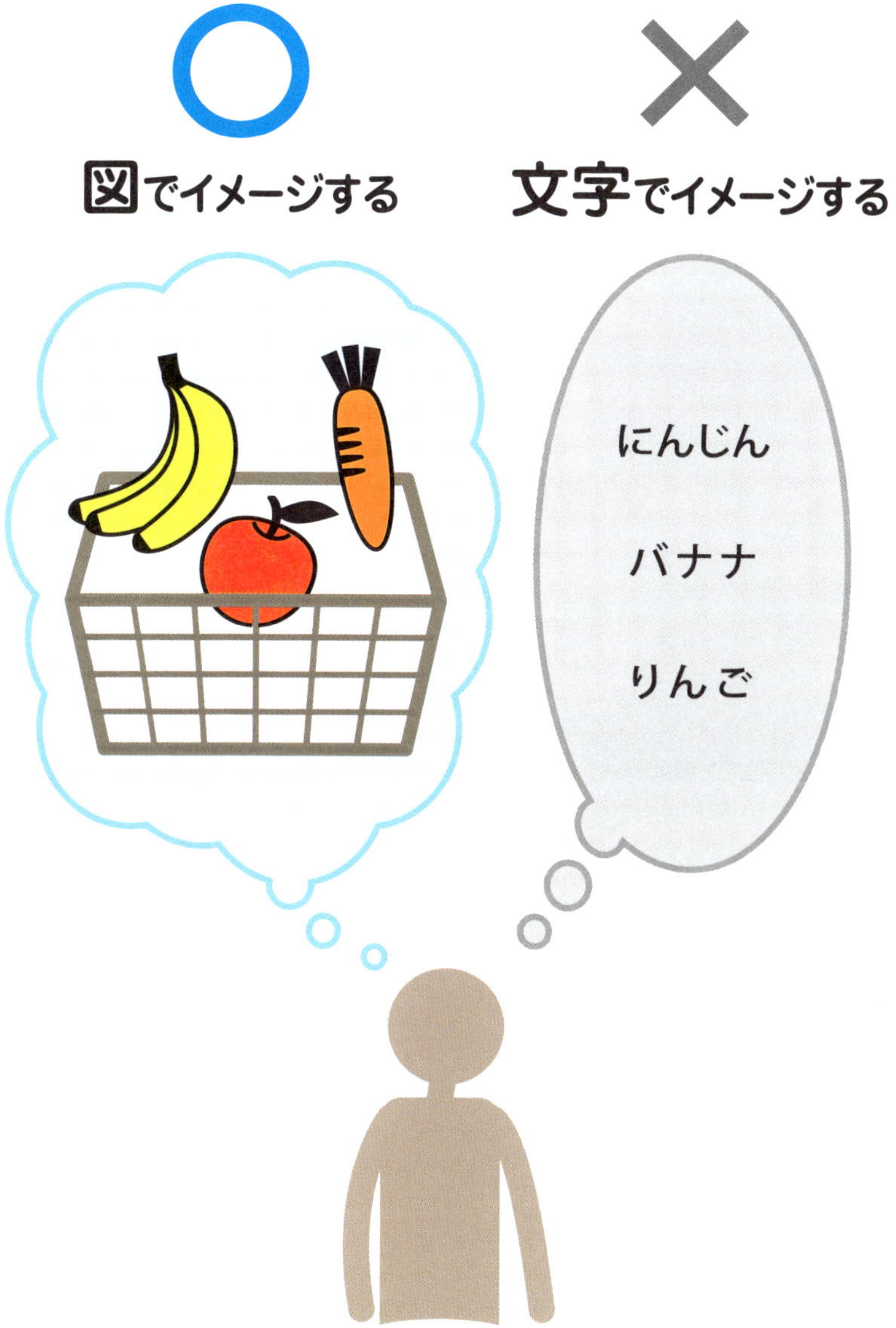
○
図でイメージする
×
文字でイメージする
にんじん
バナナ
りんご

06 「右脳で覚える」と忘れにくくなります！

右脳に刻まれた記憶は消えにくい——。

この**「右脳活用記憶術」**は勉強法にも応用できます。

たとえば、覚えるべき単語や文章を、ノートに順番に羅列しても、なかなか頭に入ってきませんね。それは、左脳しか使っていないからです。

図を書くと、右脳が動きます！

私が資格試験の勉強でよく使ったのが、「文字情報を図に置き換えて覚える」という方法。図にするといっても、けっして難しいことをするわけではありません。

覚えたい項目を、ノートの上下左右に配置して、それぞれ枠で囲めば、右脳が動き出します。

そうすれば、なにかを思い出すときに、「これは、あのページの左上に書いた単語だな」「右下にあった項目だ！」というように、**イメージで記憶を引き出す**ことができるようになるのです。

そもそも勉強とは、「文字の情報を読んで覚えるもの」という左脳偏重《へんちょう》の傾向にあります。しかし、それでは脳が半分しか機能していないため、もったいない！

頭に絵や図を思い描いて、**脳全体をフルに使えば、記憶力は大幅に上がります**。

劇的に覚えやすいノートのつくり方

図を書くと、右脳が動き出す!

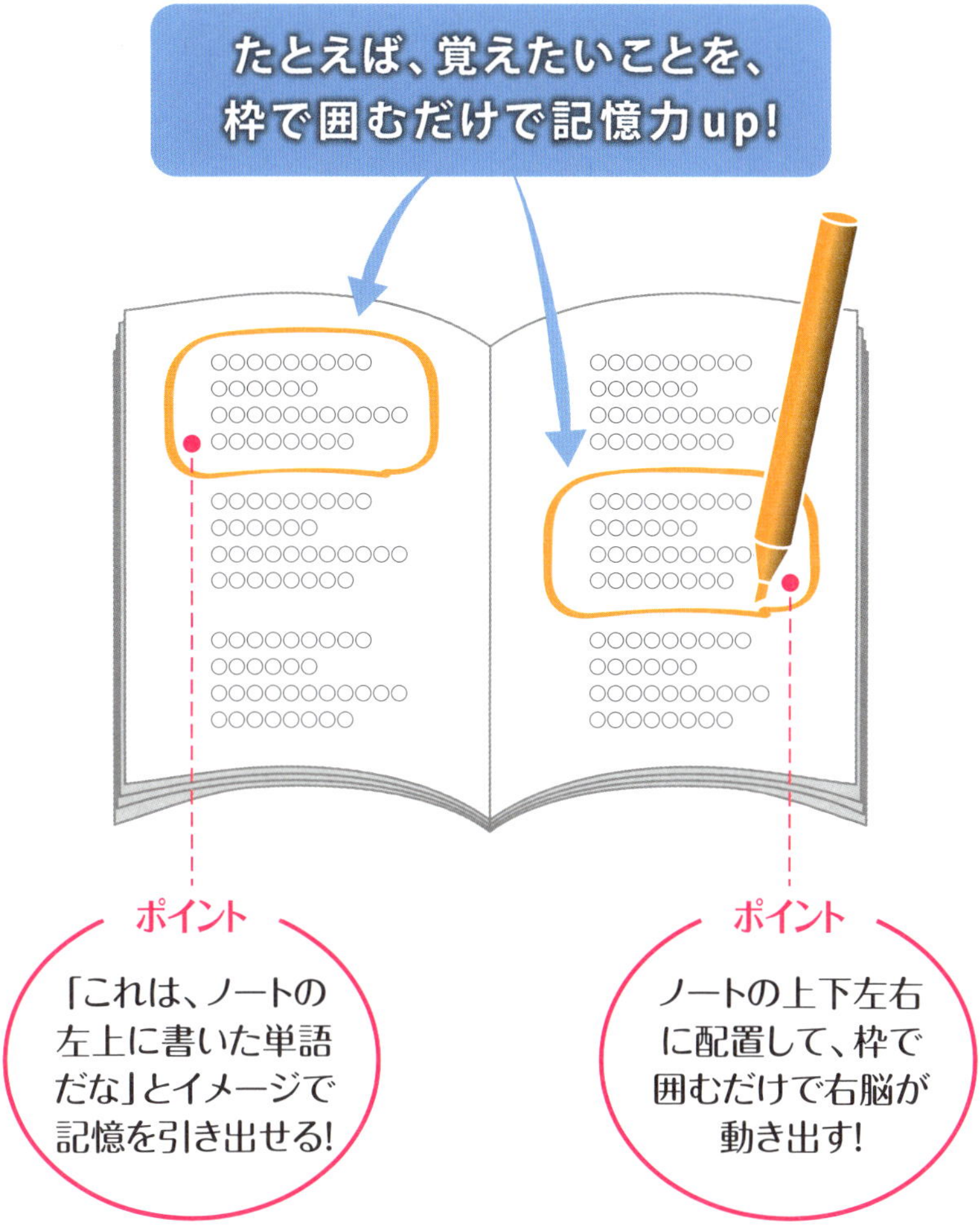

たとえば、覚えたいことを、
枠で囲むだけで記憶力up!
ポイント
「これは、ノートの左上に書いた単語だな」とイメージで記憶を引き出せる!
ポイント
ノートの上下左右に配置して、枠で囲むだけで右脳が動き出す!

右脳に刻まれた記憶は消えにくい!

07 声に出したことは忘れない「声出し記憶法」

「ケータイはどこに置いたっけ？」

「メガネはどこだ？」

――1日に何度も、こんな騒ぎに時間を割いていませんか？　探しものだけで1日に何十分もかけるなんて、まるで人生のムダ！

1日20分かけたとしても、1カ月で10時間、1年で120時間をロスするのです。年に5日間も探しものをしている計算になります。

そこで、そんなムダを今日からなくせる、素晴らしい記憶法を紹介しましょう。

それが「声出し記憶法」です。

これは、**忘れてはならない動作をするときに、ハッキリと声に出す**というもの。たとえば、携帯電話をテーブルに置きながら「ケータイをテーブルに置いた」と、口に出すわけです。

こうすれば、置き場所を忘れることはありません。

なぜなら、**置き場所を忘れるのは、無意識のうちに行動したのが原因**だからです。声に出し、体を動かして、行動を意識化すれば、ハッキリと置き場所を頭に残せるようになります。

「ものを探す時間」は人生のムダ！

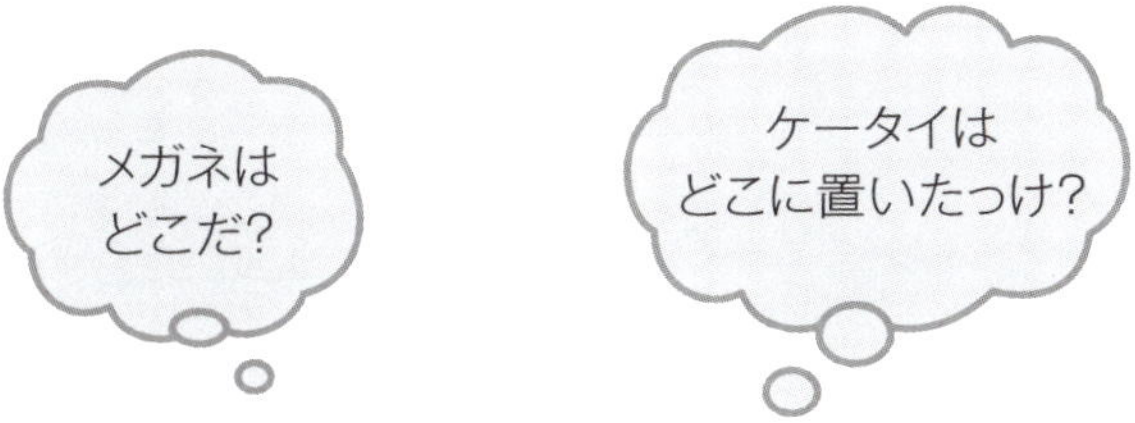
メガネは
どこだ？
ケータイは
どこに置いたっけ？

こんなムダは
今すぐなくそう！

おすすめの方法は――

声出し記憶法

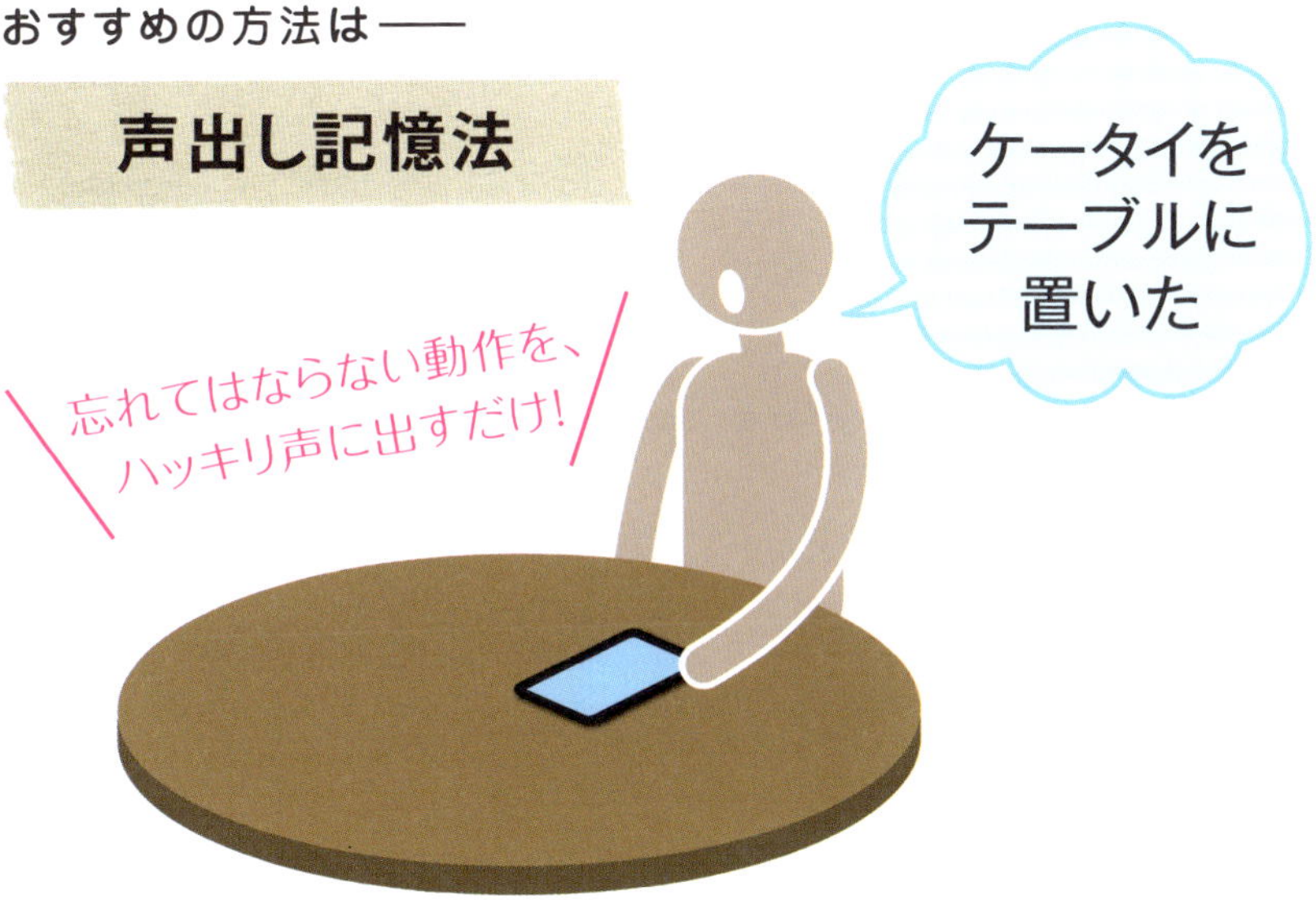
ケータイを
テーブルに
置いた
忘れてはならない動作を、
ハッキリ声に出すだけ！

行動を意識化すれば、
忘れなくなる！

08 五感を刺激するのが、頭を磨く基本

俳優の「セリフの覚え方」をご存じですか？

知り合いの俳優が、こんなことを教えてくれました。

「セリフっていうのは、台本を読むだけではなかなか覚えられないものだよ。でもね、実際に声に出して、身振りと組み合わせると、どんなに長くて難しいセリフでも忘れないんだ」

なるほど、と私は納得しました。**まさに「人間の脳の働きにかなった覚え方」**と言ってよいでしょう。

この事実は、私たちの記憶力強化にも応用できます。

人間には、「視覚」「聴覚」「嗅覚」「味覚」「触覚」という5つの感覚が備わっています。いわゆる五感です。それぞれ、**目、耳、鼻、口、皮膚という感覚器官を通じて脳を刺激している**わけです。

これらの感覚を、できるだけ多く活用することが、効率よく記憶するとともに、10歳若返るポイントです。

先述した俳優は、身振りも使ってセリフを覚えているといいます。つまり、皮膚を通じた「触覚」も利用しているのです。

触覚は、視覚や聴覚にくらべて、人間の本能的な部分に訴える感覚なので、さらに記憶効果が高まります。

記憶に有効なのは、じつは「触覚」？

五感を使えば、覚えやすい!

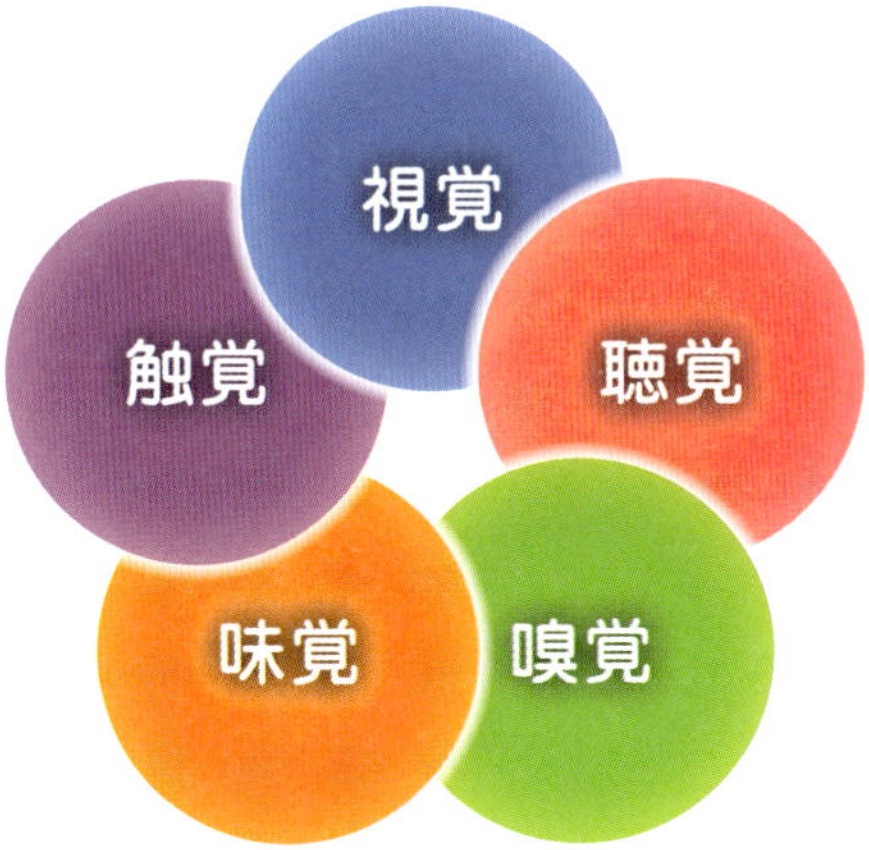
視覚
聴覚
嗅覚
味覚
触覚

たとえば、本を読む場合――

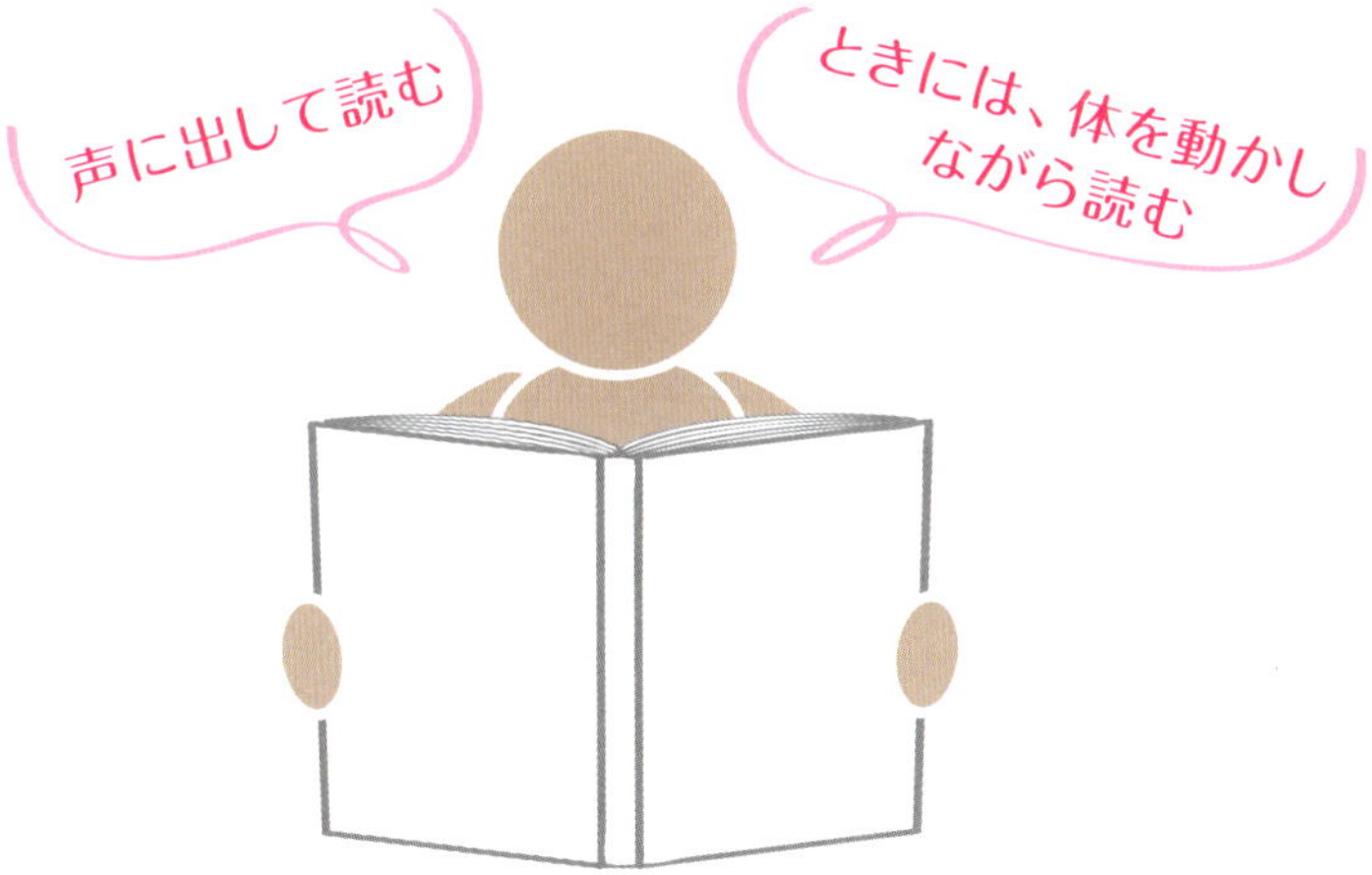
声に出して読む
ときには、体を動かしながら読む

目、耳、口、皮膚を通じて**脳**を**刺激**!

09 チョコレートを食べると頭がよくなるって、本当？

五感のなかでも**「嗅覚」は記憶と密接に結びついています**。ある匂いを嗅いだとたん、過去の記憶がイキイキとよみがえったという経験は誰にでもあるでしょう。

アメリカのイエール大学のF・R・シャブ教授は、**チョコレートの香りが記憶力を強化する**ことを実験で明らかにしています。

学生を2つのグループに分け、一方はチョコレートの香りを嗅ぎながら単語を記憶させ、もう一方は香りなしで記憶させる、というテストを行ないました。

すると、明らかにチョコレートの香りを嗅いだグループのほうが、成績がよかったというのです。

これは、チョコレートの成分に、脳を活性化するポリフェノールや、リラックス気分を促すテオブロミンが含まれているからでしょう。

こうした脳の働きを利用しない手はありません。なにか覚えたいことがあったら、香りを利用するのです。

香りには、それぞれの効果があります。頭がさえる香りや、気分がリラックスする香りなど、TPOに合わせて香りを使い分けることができれば、間違いなく脳の働きはアップするでしょう。

頭と心に効く香りとは？

頭をスッキリさせる香り	フローラル調	・ジャスミン ・ローズ ・ゼラニウム ・イランイラン ・ネロリ
	スパイシー調	・バジル ・セージ ・クローブ
	ミント調	・ペパーミント

心をホッコリさせる香り	ハーバル調	・ラベンダー ・カモミール ・マジョラム
	シトラス調	・レモン ・ベルガモット
	ウッディ調	・サンダルウッド ・シダーウッド

（鳥居鎮夫　東邦大学名誉教授）

10

頭のなか、整理整頓していますか？

脳のしくみがわかると、もっと効率的に記憶力を鍛えることができます。

ここで、脳のなかで最も記憶と深く結びついている器官を紹介しましょう。それは「**海馬**《かいば》」と呼ばれる小さな器官です。

海馬は「**記憶の司令塔**」とも呼ばれるほど、記憶にとって重要な器官。簡単にその働きを説明しましょう。

目や耳を通じて外部から情報が与えられると、それはまず脳のなかにある海馬に集められて、内容が一時的に保存されます。

次に海馬は、そのなかから覚えておくべき事柄を、大脳の表面にある「大脳皮質」という場所に割り振ります。

また、その逆の作業として、必要に応じて大脳皮質から情報を取り出してくるのも海馬の役割といえます。

つまり、**「覚える」ことに加えて、「思い出す」ことに海馬は深くかかわっている**のです。

年をとって脳細胞の数が減っても、海馬がしっかりと働いていれば、情報は大脳皮質に整理して保存されます。

逆に、いくら年が若くて脳細胞の数が多くても、海馬がうまく働いていなければ、記憶力は高まりません。

記憶力を簡単に高めるコツ

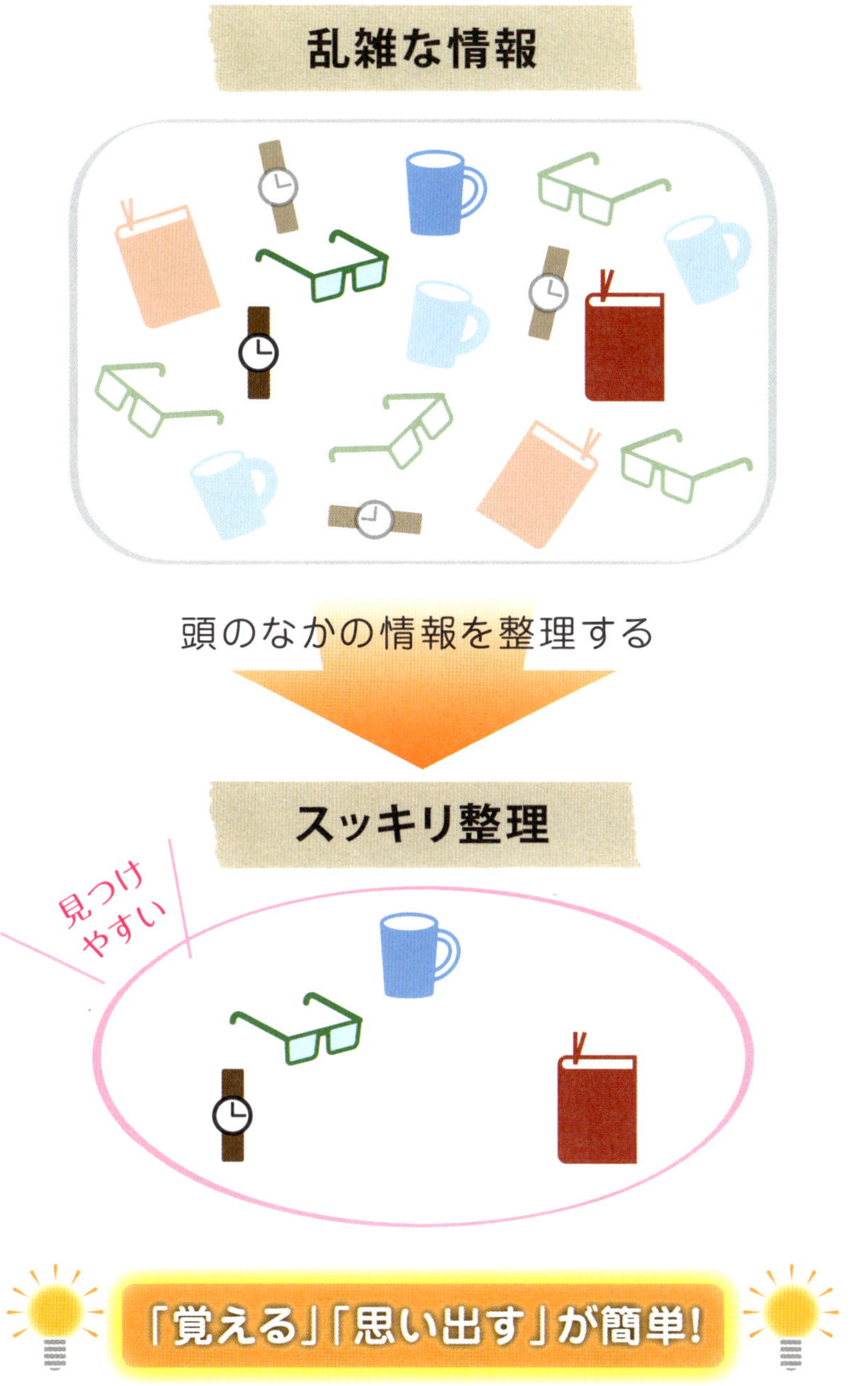
乱雑な情報
頭のなかの情報を整理する
スッキリ整理
見つけやすい
「覚える」「思い出す」が簡単！

11 ロンドンのタクシー運転手は年々、記憶力がよくなっている？

脳科学の発達によって、「海馬」に関する大きな発見がありました。本書の冒頭で「脳細胞はほとんど増えない」と書きましたが、**海馬の脳細胞だけは、年をとっても細胞分裂をして増える**ことがわかったのです。

これは、イギリスのロンドン大学で教鞭をとる認知神経科学者のエレノア・マグワイア教授が、ロンドンのタクシー運転手の脳を精査することによって発見しました。

なぜ、タクシー運転手を対象にしたかというと、ロンドンで正規のタクシー運転手になるには、「ザ・ナレッジ」と呼ばれる難関試験をパスしなければならないからです。

彼らは、320もの正規の道路をはじめ、劇場、ホテル、行政機関などへの近道を完全に記憶しています。

マグワイア教授は、まず運転手さんの脳をMRIで精査し、海馬が一般人より大きいことを突き止めました。

さらに、その海馬の神経細胞の数が、30年経つと、なんと20％も増殖していることを発見したのです。

これは、じつに興味深い事実だといえます。

年をとっても「覚える」能力や「思い出す」能力は、いくらでも伸ばせるのではないでしょうか。10歳若返ることは、けっして夢物語ではないのです。

複雑な道の効率的な覚え方

ロンドンの簡略地図

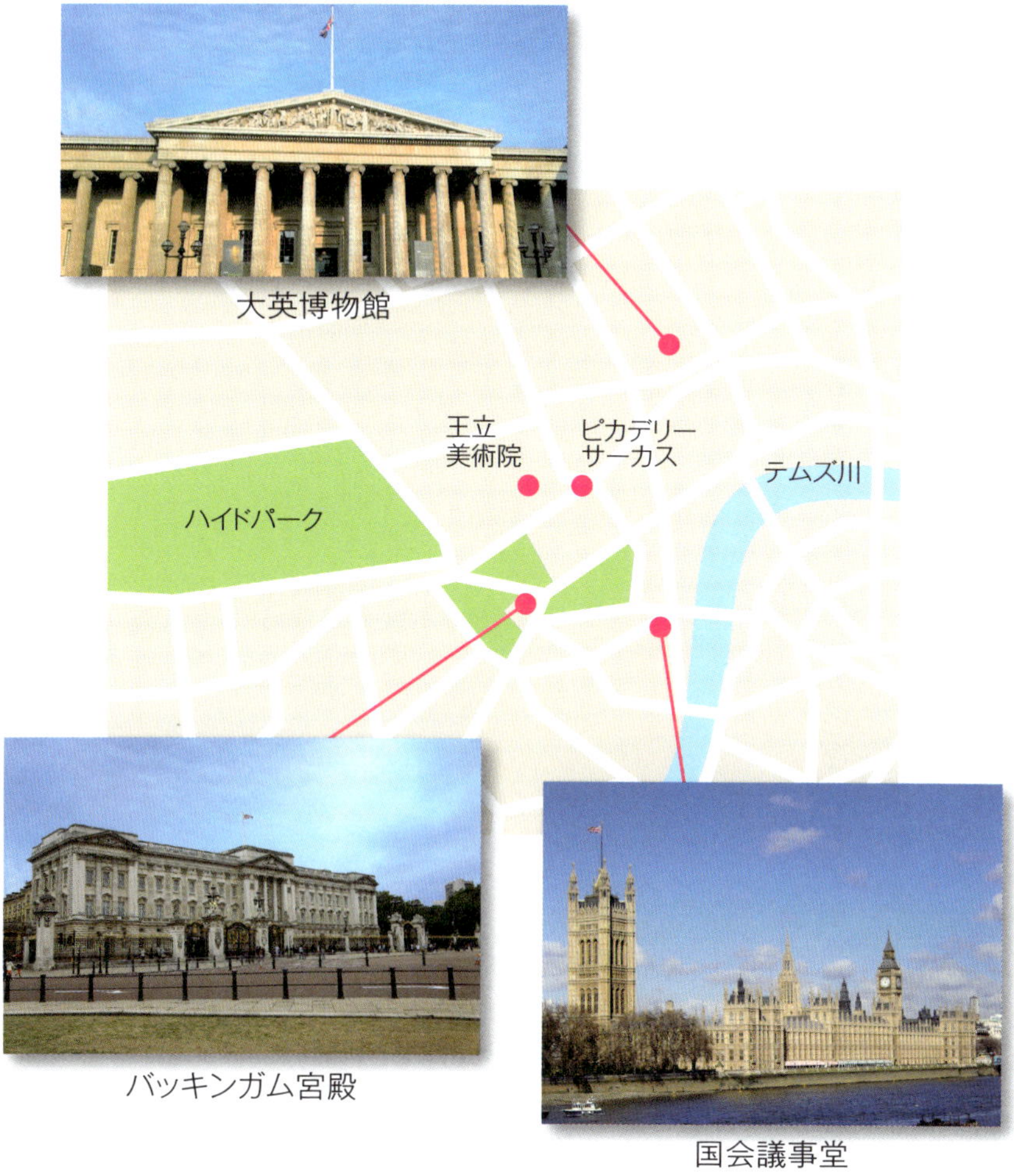
大英博物館
王立
美術院
ピカデリー
サーカス
テムズ川
ハイドパーク
バッキンガム宮殿
国会議事堂

風景を覚えると
道を覚えやすい！

Column

34

覚えなくていいことは、覚えてはいけません

わが家の階段の脇には、照明のスイッチが上下に並んでついています。

上のスイッチは室内の照明で、下のスイッチは階段の照明。これを私はよく押し間違えるのです。

階段の照明をつけようとして、うっかり上のスイッチを押してしまう。そのたびに室内の照明を消してしまい、家族からひんしゅくを買っていました。

これではいけないと、あるとき「階段は下」と声に出しながらスイッチを押してみました。すると不思議なことに、間違えなくなったではありませんか！

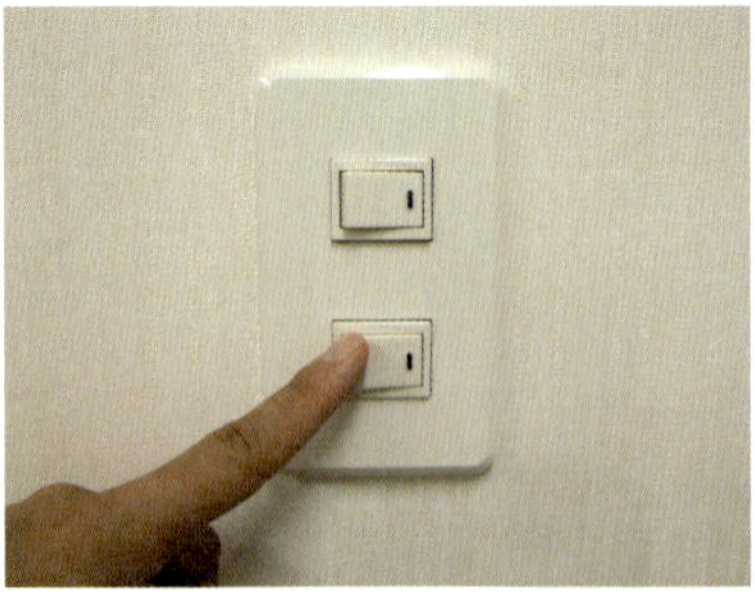

これも、**「声出し記憶法」によって行動を意識化**できたおかげです。

ちなみに、「室内は上」という情報を加える必要はありません。階段が下なら、室内は上に決まっているからです。

覚える内容はなるべく少なくする、というのもまた、記憶法の大事なセオリーです。

2章

あなたの脳は、まだまだ覚えられます！

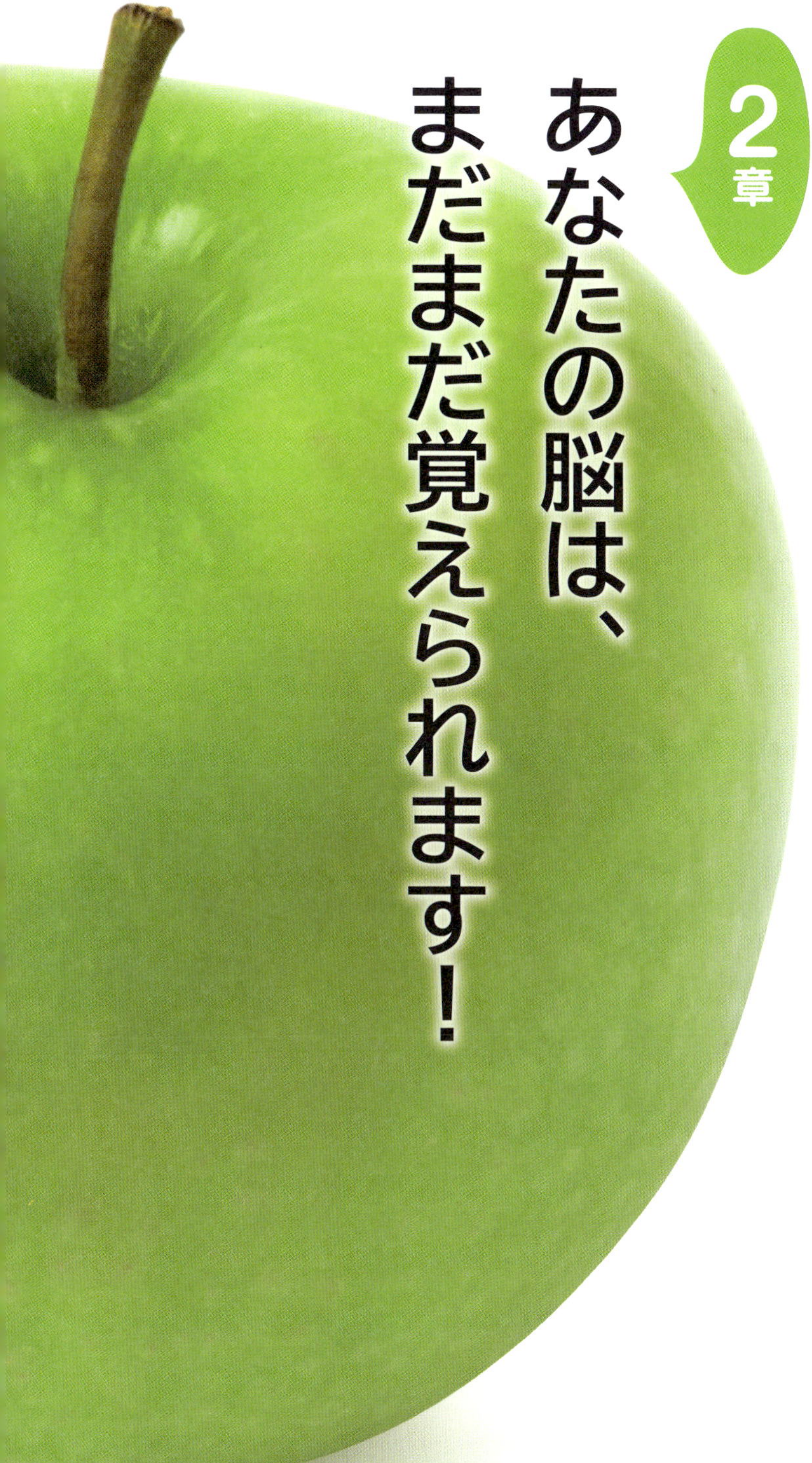

01 「ちょいメモ」「ちょい貼り」の驚くべき効能

「頑張らないで覚える」——。

これが、脳科学的な見地からも理にかなった記憶法です。もちろん、10歳若返るためにも有効です。

私がつねに活用しているツールを紹介しましょう。

それは「**付箋紙**《ふせんし》」です。

付箋の特徴は、気軽に「ちょい」とメモができて、どこにでも「ちょい」と貼れること。この「ちょいメモ」と「ちょい貼り」のテクニックを使ってひんぱんに、ものを思い出す機会をつくります。

たとえば、雑誌を読んでいたら「クラウドコンピューティング」という意味のわからない用語が出てきたとしましょう。「ちょいメモ」と「ちょい貼り」の出番です。

まず付箋に、「クラウドコンピューティング」というキーワードを目立つように書きます。続けて、その説明を「ネットワーク経由でデータを保存。そのデータを、どのパソコン・タブレット端末・携帯電話からも使用できること」などと簡潔に100字以内で書き込みます。

これで「ちょいメモ」は完成です。

あとは、その**「ちょいメモ」を目に触れる場所にペタペタと「ちょい貼り」するだけ**でいいのです。

すぐに思い出せる「ちょいメモ」のつくり方

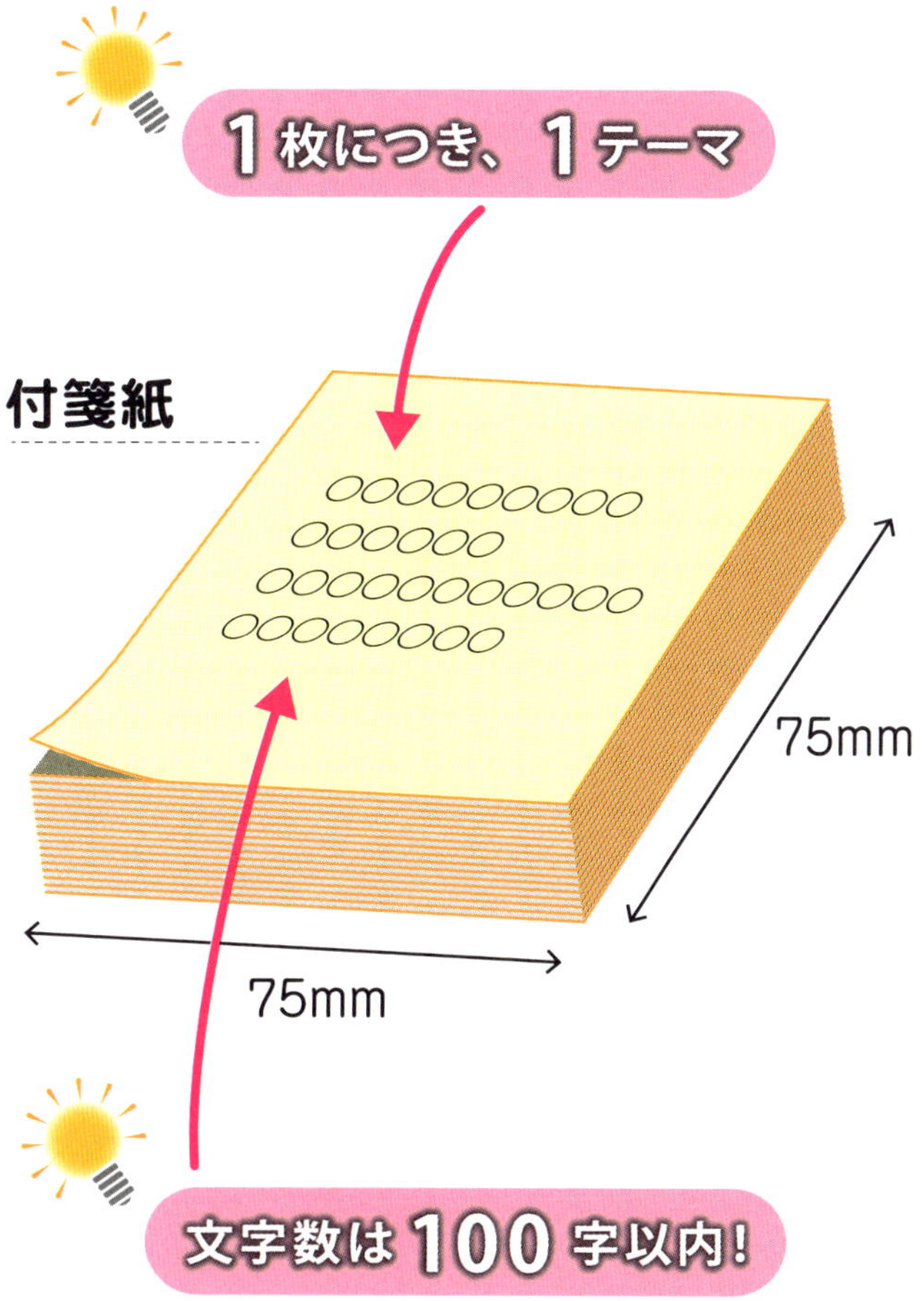

「印象深い話」「新聞や本で見たキーセンテンス」

「ネットで見たお得情報」などをメモ！

02 記憶力がいい人は「メモをする人」

私は、つねに付箋と筆記用具を持参しています。そして、バッグや服のポケットなど、すぐに取り出せる場所に入れておくのです。

その理由は1つ。なにか記録すべきことが見つかったら、すかさず**サッと付箋を取り出して、パッと「ちょいメモ」をする**ためです。

電車のなかで吊り広告を見ているとき、「あ、これは覚えておきたい」というニュースがあったとしましょう。

わざわざノートや手帳を取り出してメモするのは面倒なもの。とくに、混み合った電車でガサゴソやっていると、まわりの人に迷惑をかけてしまいます。

「じゃあ、覚えておこう」なんて思っても、電車を降りて5分も経ったら、スッカリと忘れてしまうのが関の山です。その点、付箋なら小さいので、さりげなく取り出せます。さらに、ひと言メモするくらいのことは、混んでいる電車でも問題なくできます。

付箋は、**外出先でも、存分にその力を発揮**します。

たとえば、75ミリの付箋に、講演会などで聞いた印象深い話、新聞や雑誌から拾ったキーセンテンス、電車の吊り広告で見たお得情報などを、メモしています。

頭が鍛えられる「付箋スポット」とは?

ここがおすすめ!

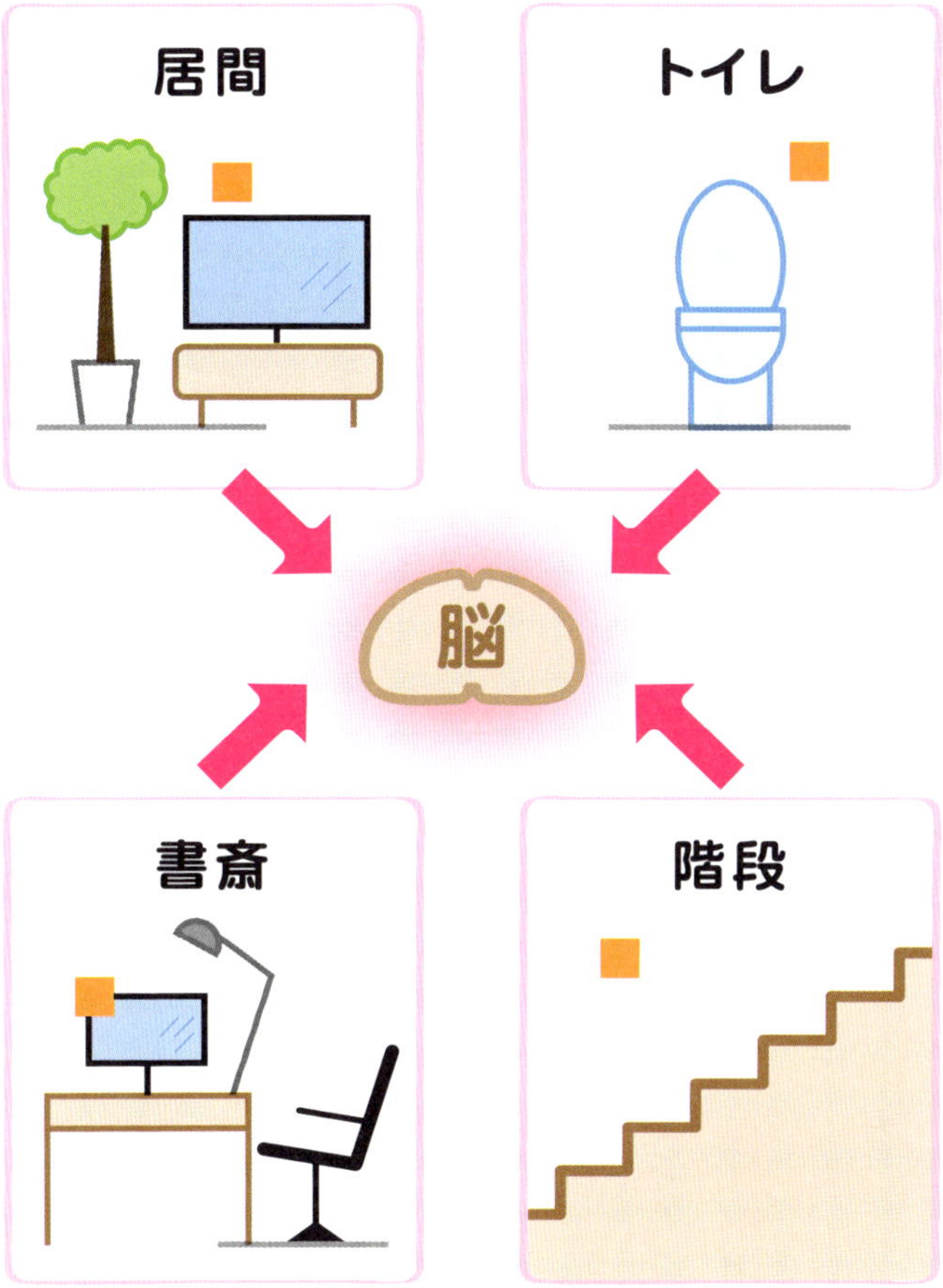

**目に入る場所に
「ちょいメモ」を「ちょい貼り」する**

03 付箋でできる記憶の「1次保存」「2次保存」

重要なのは、**付箋にメモを書いてからどうするか**、ということです。

脳の廃用萎縮を防ぐには、いつでもチェックできる状態にすることが大切です。

まずは「1次保存」。その付箋を手帳などにペタリと貼りつけておきます。

電車が混んでいて、手帳を出す余裕がなければ、貼るのは駅に着いてからでもかまいません。内容はもう付箋に書いてあるので、忘れることはありません。

そして「2次保存」。自宅に帰ったら、手帳に貼ってある付箋を、1つひとつチェックしながら、付箋保存用に買っておいたノートに移すのです。

このとき、よけいな分類や整理はいりません。単純に**日付順にペタペタとノートに貼り替えて、ノートの最上部に日付だけメモしておく**。これだけでいいのです！

「あっ、この前、電車で読んだあのネタ、役立ちそうだったけどなんだっけ？」

そう思ったら、付箋保存ノートをめくってみる。すると、そのときの車内の様子や天気なども、同時によみがえってくるでしょう。

記憶を「2段階」で保存しよう!

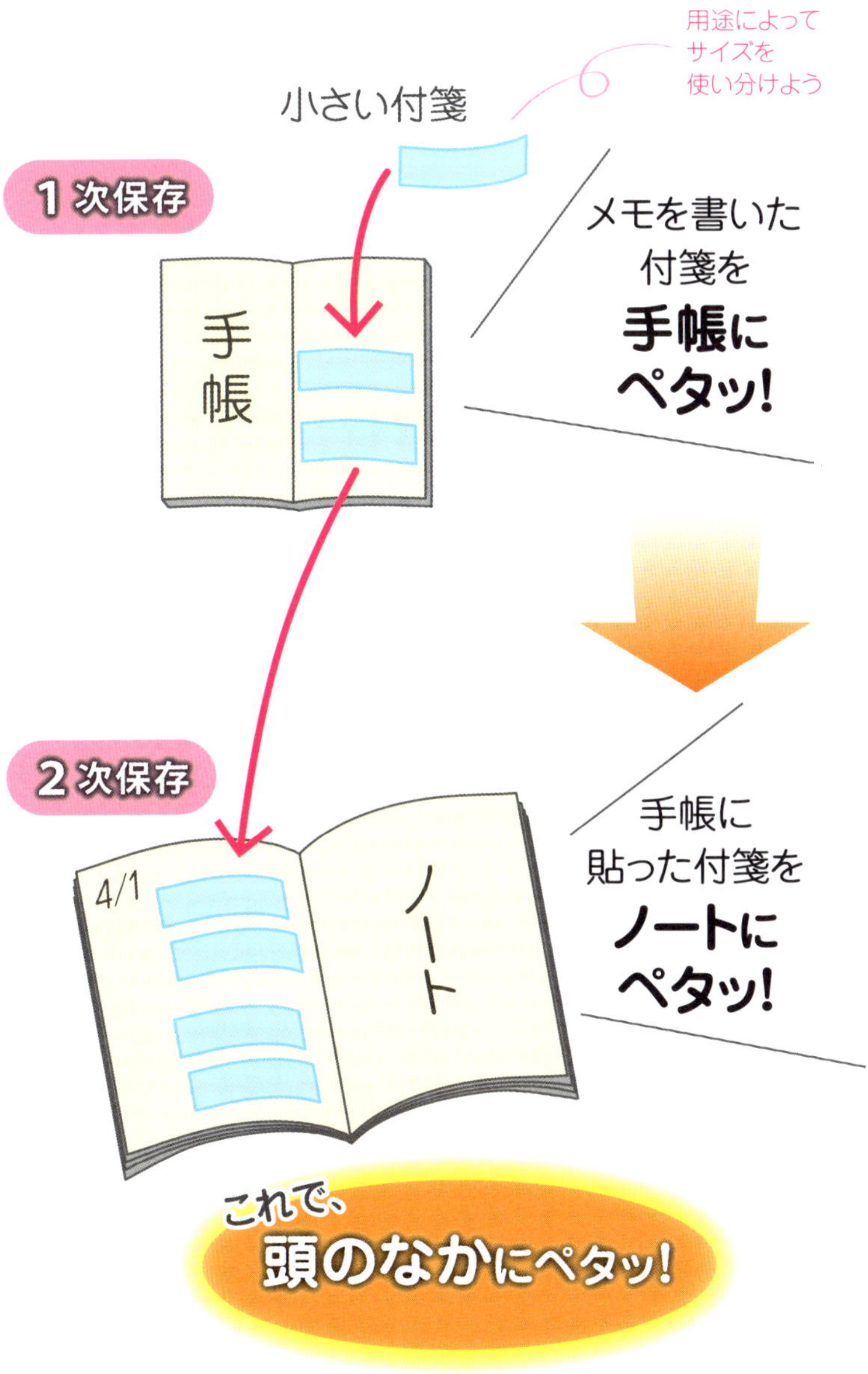

04 スケジュールを脳に刻みつける法

「今日は3時に伊達さんと会う予定だった。でも、いまからでは間に合わない！」

こんなピンチに陥らないための、とっておきの方法があります。それは、前にも触れた「ちょいメモ」「ちょい貼り」の活用です。

「午後3時に伊達さん、新宿のルノアール」

というように、大事な予定を付箋に書いて、書斎の机の上、食卓やトイレなどに、所かまわず貼っておくのです。

予定は1つだけとは限りません。いくつかの予定が入ることがあるでしょう。**付箋だからこそ、予定が増えたときに管理しやすい**ともいえます。

最大のポイントは、「手間いらず」だということ。

予定が増えたとき、もしも手帳で管理していたら、まずは手帳を開き、そして予定を書く。スマホやパソコンのTODOリストだったら、電源を入れてアプリを起動させ、予定を入力する。

それぞれ、「開く」「起動する」というアクションが必要になります。

しかし付箋だったら、手間いらずで瞬時にスケジュール管理が完了します。

「日」→「時間」でスケジュール管理する

「ちょいメモ」を貼る位置を決める

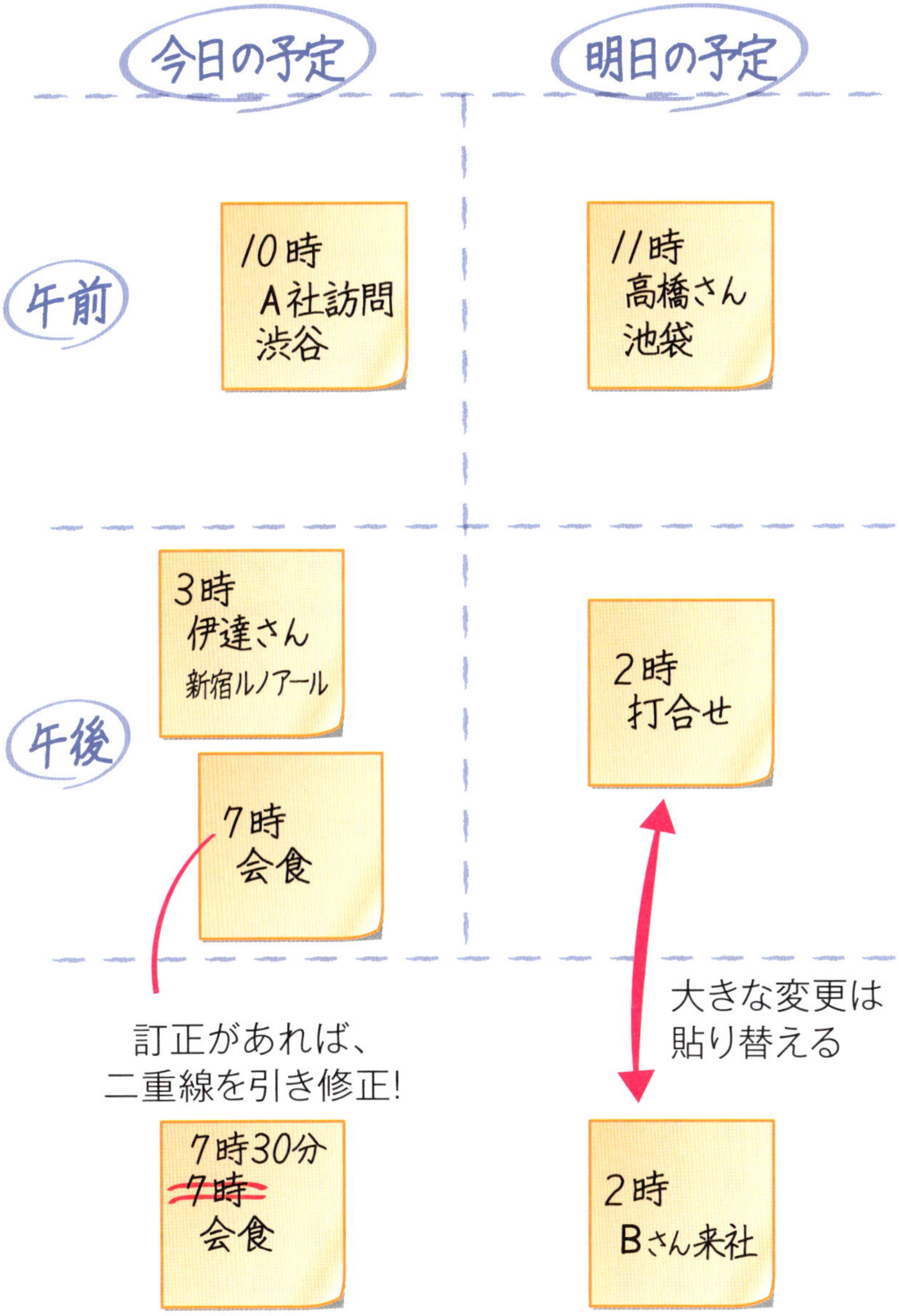

05 努力しなくても覚えられる「自然記憶」活用法

本当に頭のいい人に、ガリ勉タイプはいません。頭のいい人は、「**自然記憶**」をうまく活用しているからです。

自然記憶とは、「**暗記しようと努力しなくても自然に覚えてしまう**」という意味の言葉。私がつくった造語です。では、「自然記憶」を生かすには、どういう学び方をすればいいのでしょうか。

その大事な要素の一つが「ストーリーづくり」です。

歴史が好きな人は、「何年ごろに、どこで、何があったのか」を、何も見なくてもスラスラと話せます。

歴史のストーリーを、頭のなかに描いているからです。

学校で日本史がちっともわからなかったのに、大河ドラマを見ると、すぐに内容が頭に入ってくるのは、ドラマを通して歴史のストーリーが理解できるからです。

そうしてストーリーに興味を持ち、理解が深まれば、さまざまな出来事の因果関係や順序が頭に入っていく。自然と、重要な事件が起きた年号まで覚えられてしまうものなのです。

これは、10歳若返る頭の使い方でもあります。

ストーリーづくりのメリットは、**ストーリーを自由自在にアレンジできる**ところにあります。

「自然記憶」なら覚えやすい！

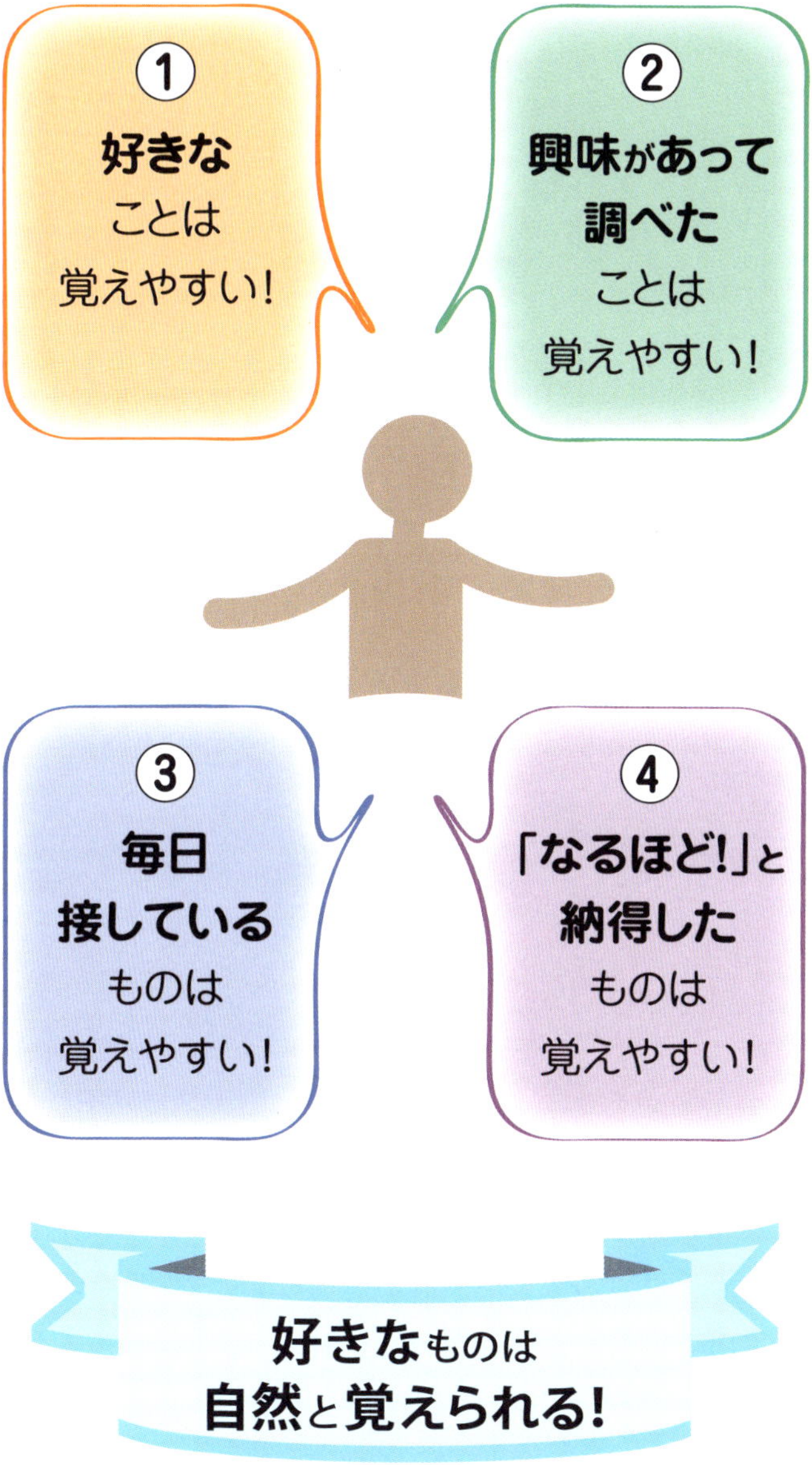
①
好きなことは覚えやすい！
②
興味があって調べたことは覚えやすい！
③
毎日接しているものは覚えやすい！
④
「なるほど！」と納得したものは覚えやすい！
好きなものは自然と覚えられる！

06 記憶は「覚える↓忘れる↓覚える」で強化されます！

人間は、忘れるから覚えるのです――。

この言葉は、「一度覚えたことが、いったん記憶から薄れかける。そのときに再び覚えると、記憶はシッカリと定着する」という意味です。

心理学者のP・B・バラード博士（共同研究者ウィリアムズ）の研究によると、「人間は、ものを覚えた直後よりも、ある程度、時間が経ってから復習したほうが記憶の定着率が高い」ことが明らかになりました。

なにかを覚えるときは、復習が不可欠なのです。

私の場合、復習は2日後にするようにしています。**復習の効果が最大になるのは2～3日後**だからです。

実際、2～3日も経つと忘れていることも多々あって、復習することで「ああ、そうだった！」と思い出すこともしばしば。

この**「そうだった！」が重要なポイント**です。

「年をとると、覚えたことをすぐに忘れる」と嘆く必要はありません。「忘れるから覚えるのだ」と発想を転換しましょう。

「忘れたら、また覚える」――それが、10歳若返る頭の鍛え方です。

「復習は2日後にする」すごい効果

脳を「コップ」に、記憶を「水」にたとえると――

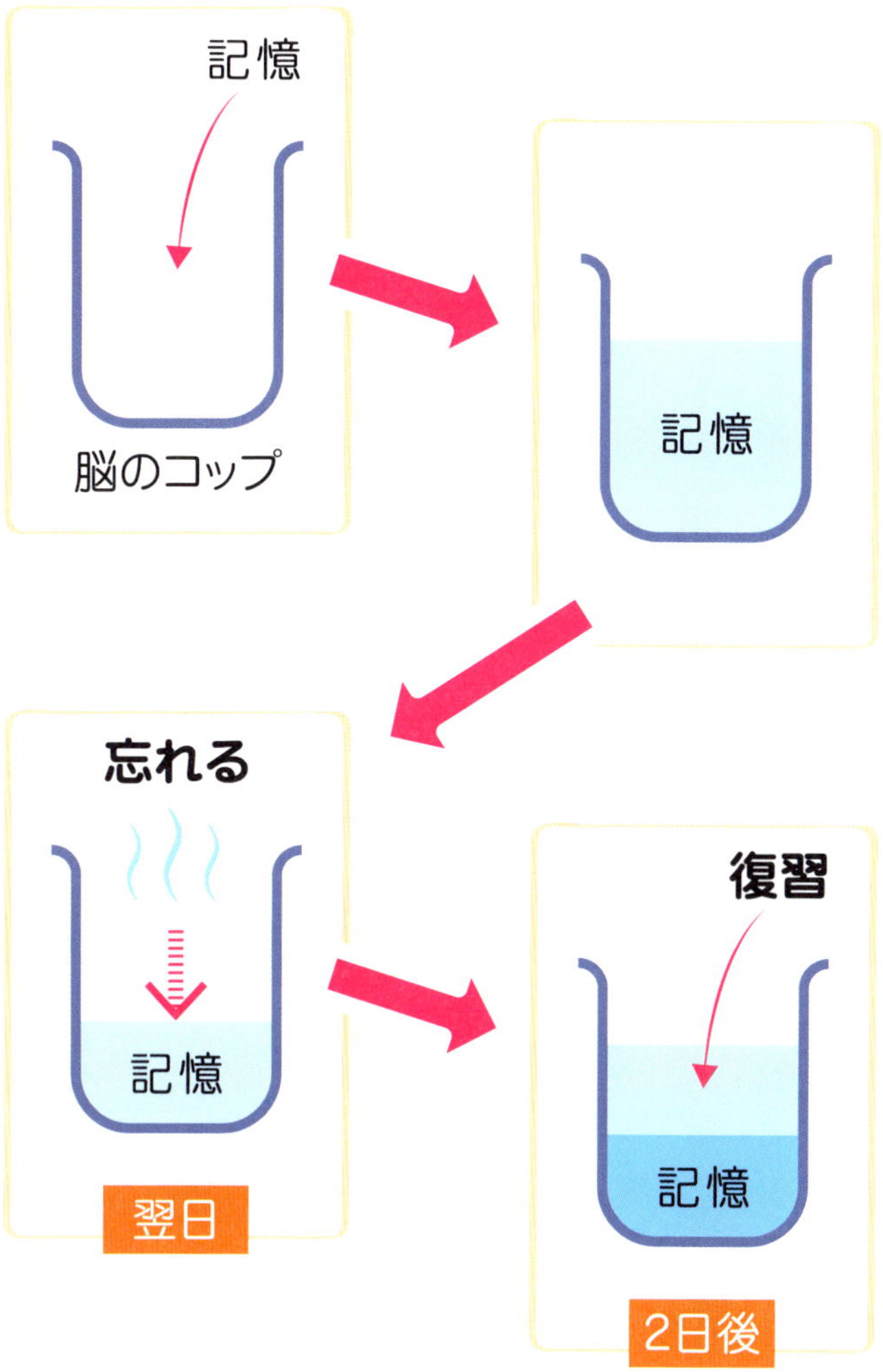

「**そうだった!**」と**思い出す**たびに、

記憶が**定着**していく!

07 「快」の状態で覚えたことは、忘れません

日によって、よく覚えられるときと、そうでないときがあります。

その違いの原因はなんでしょうか？

簡単に言えば**「本人のやる気」**でしょう。

やる気に満ちているときは、自然記憶がよく働き、さほど苦労しなくても覚えられます。しかし、気乗りがしないで仕方なくやっているときは、長い時間をかけても成果は出ません。

人間というのは単純なものです。

重要なのは、**記憶力を強化しようと思ったら、心理状態を「快」に持っていく**ことなのです。

たとえば、「楽しかった旅行の写真を見る」――。

写真は、手帳や財布にはさんでおけば、家の外でも見られます。携帯に保存して見るのもいいですね。図書館で難しい本を読んでいるときも、チラリと写真を見て「やる気」を出すことができるというわけです。

ほかにも左図のような方法があります。

いずれも、「自分が喜んでしたいこと」「イヤイヤではなく望んですること」のため、心は「快」の状態になります。これなら自宅で手軽にできるでしょう。

心を「快の状態にする」しかけ

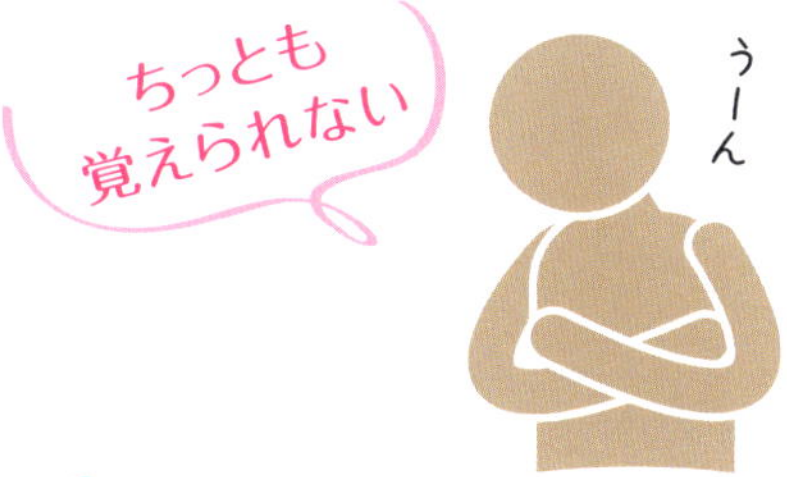
ちっとも覚えられない
うーん

そんなときは、心を「快」にしよう！

しかけ❶

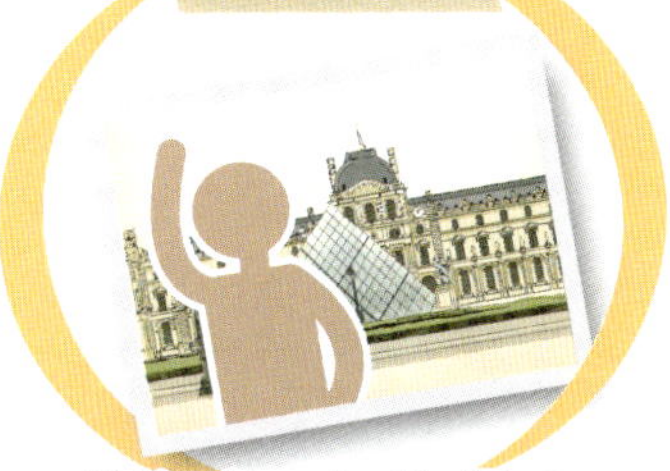

楽しかった旅行の
写真を見る

しかけ❷

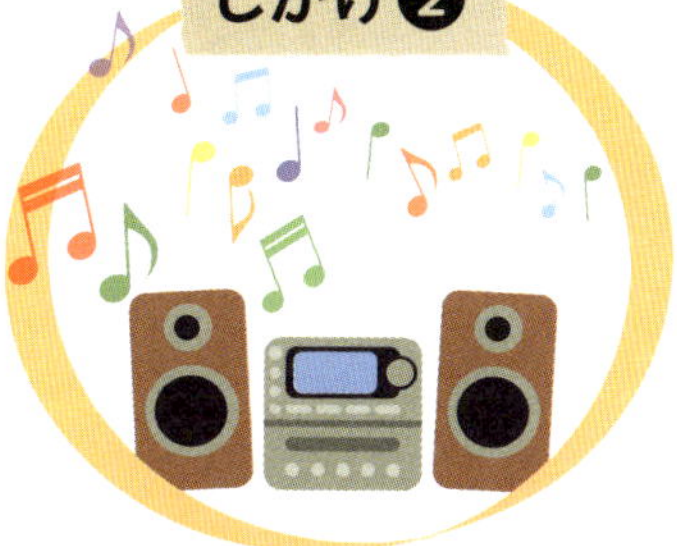

好きな音楽を聴く

しかけ❸

自分にごほうび

しかけ❹

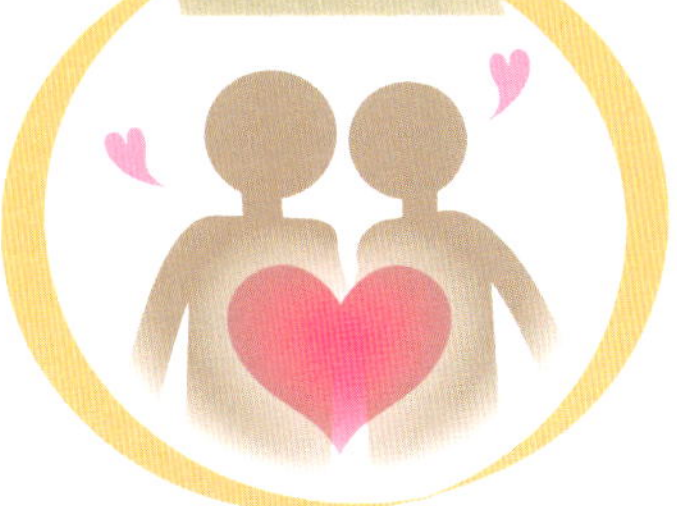

恋愛のトキメキ

やる気がアップ！　記憶力アップ！

08

ただ、人生には「忘れたほうがいいこと」があります

楽しいことはよく覚えられる一方で、イヤなことは忘れるようにできています。

たとえば、非常につらいことがあると、その前後を含めて記憶がスッポリ抜けていることがあります。それは、人の脳の基本的な働きといえます。

もし、60年、70年という人生の出来事を、いちいち覚えていたらどうなるでしょうか。さぞかし人生はつらいことでしょう。

ここまで、記憶力を鍛える方法をいろいろ紹介していますが、どんなに努力をしても、忘れるときは忘れるもの。いちいちクヨクヨしないことです。

「もの忘れ」というのは、人間に与えられた素晴らしい能力なのですから。

人生には、忘れたほうがいいことがたくさんあります。忘れる力があるから、人間は生きていけるのです。

忘れてしまったら、もう一度覚えればいい。そうすれば、また改めて「ものを知る」という感動的な体験ができる——。

そう考えると、なんだか毎日が楽しく、魅力的なものになってきませんか。

「忘れる」から覚えられる!

もし、記憶したことを忘れないとしたら―

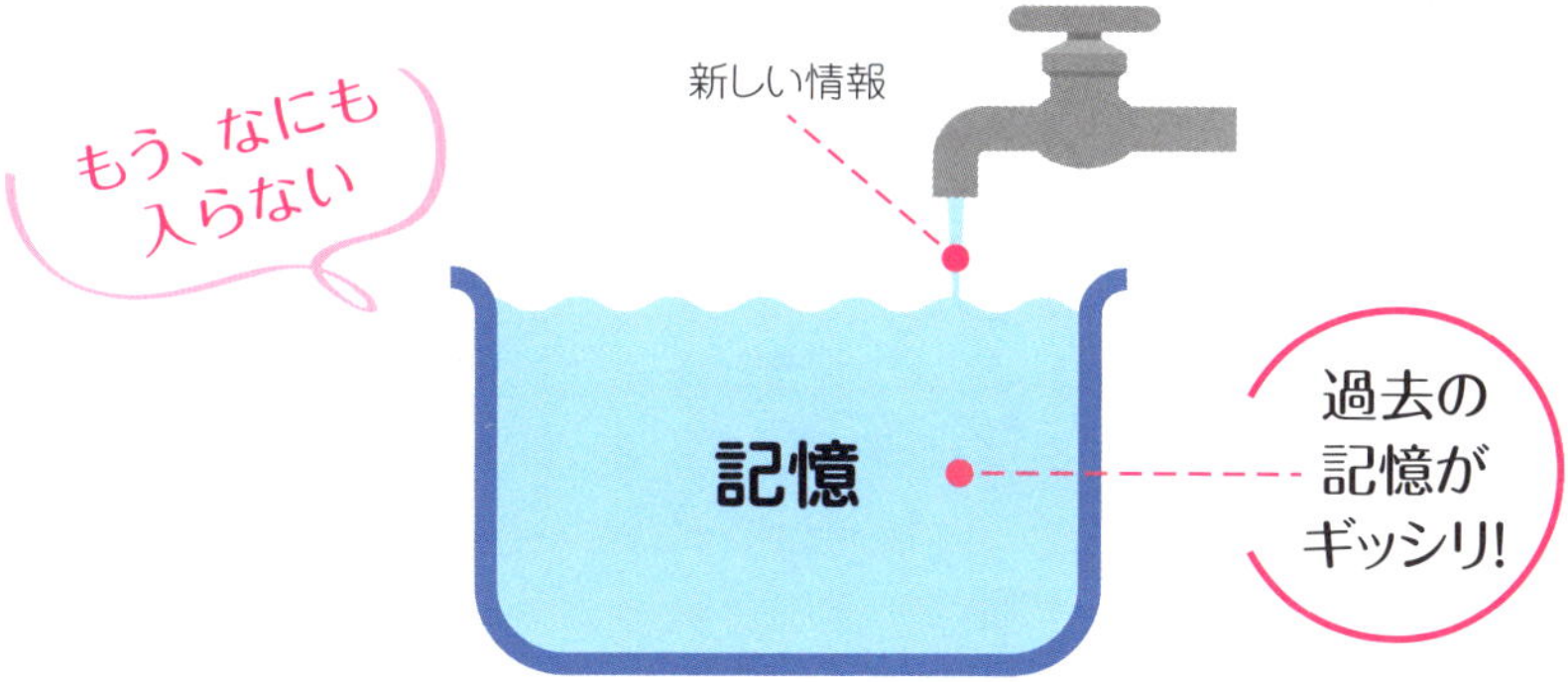
もう、なにも
入らない
新しい情報
記憶
過去の
記憶が
ギッシリ!

忘れるから新しい情報が入る!

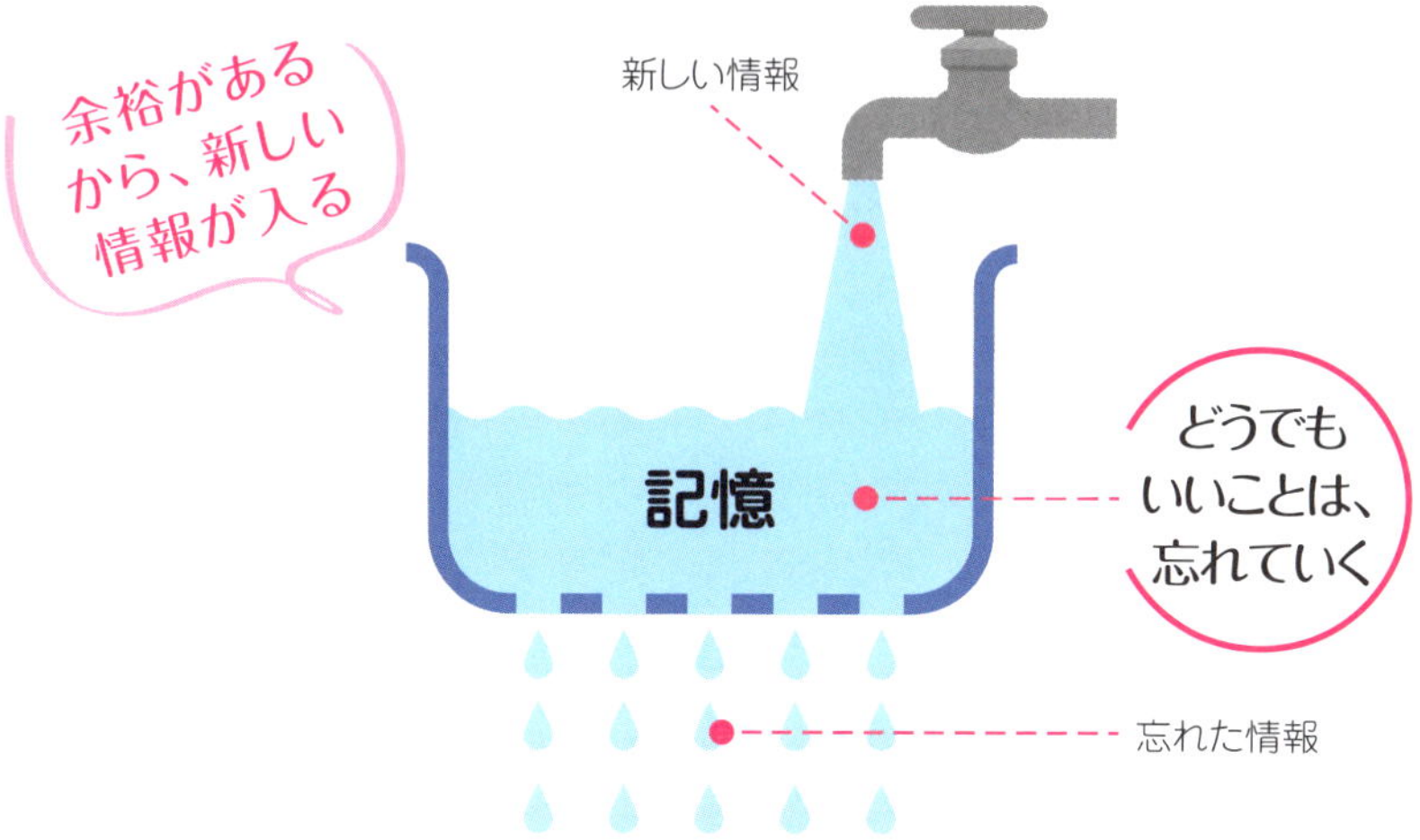
余裕がある
から、新しい
情報が入る
新しい情報
記憶
どうでも
いいことは、
忘れていく
忘れた情報

Column

人生に役立つ記憶、役立たない記憶

記憶力を強化するには、44ページで述べたように「自然記憶」を活用するのが一番です。

たとえば、よく作る料理の手順を覚えてしまったり、海外で生活しているうちにその国の言葉を覚えてしまうことなどは、自然記憶の典型といえます。

日常生活のなかで自然に身についた記憶は、歳をとっても忘れません。

一方、自然記憶と正反対なのが「詰め込み型の記憶」でしょう。試験直前に一夜漬けで、単語や年号を覚えたり、嫌いな科目の勉強をイヤイヤ覚えたりする。そんな記憶の仕方が、まさに詰め込み型です。

私も大学時代には、おおいに利用しました。しかし詰め込み型の記憶は、**試験が終わるか終わらない間にすべてが忘却のかなたに。**

断言しましょう！　それらの9割5分は忘れてしまい、私の人生には、なんの役にも立っていません。

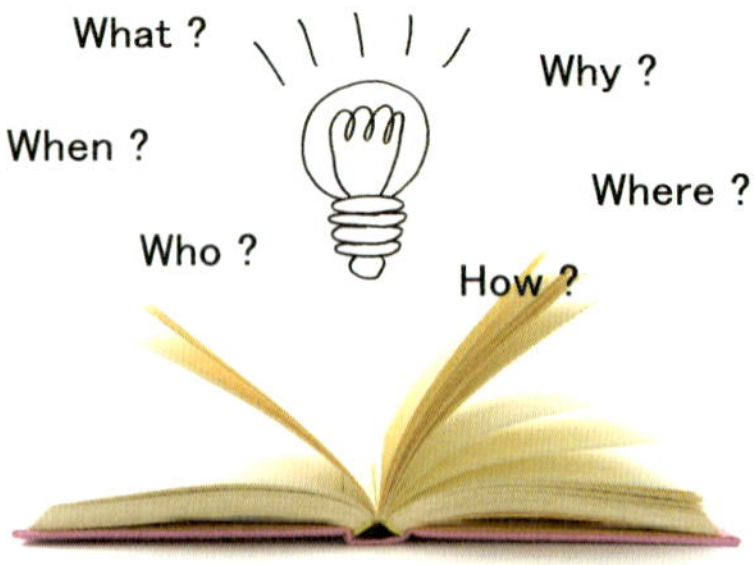

3章

これが「知らないうちに頭を強くする」習慣

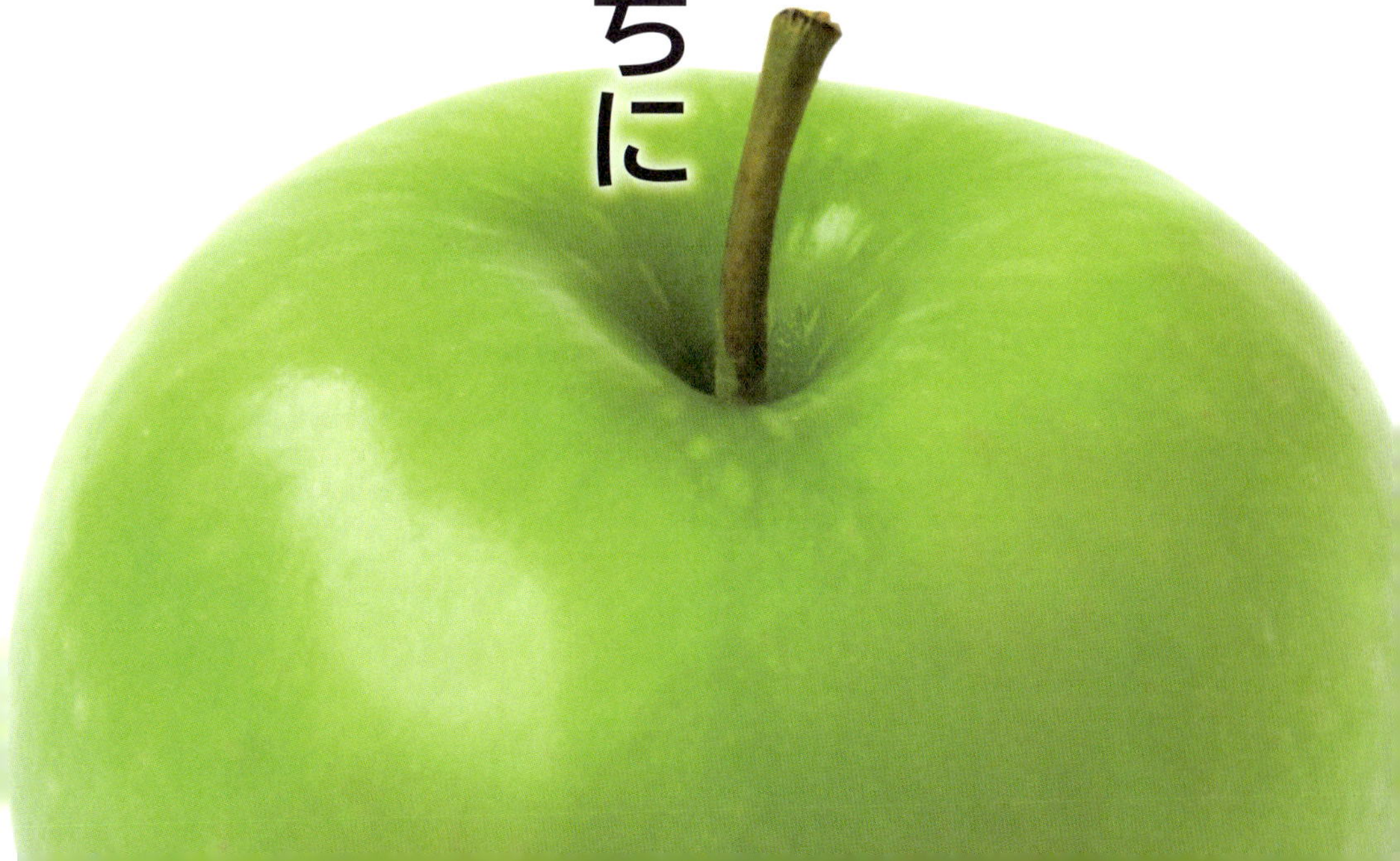

01 知らないうちに知識が増える「すごい習慣」

物事を忘れないようにするには、覚えないことです。覚えなければ、忘れることがない。「記憶力が衰えた」と心配する必要がなくなります。

私が言いたいのは、「覚えるな」ということではありません。無理をしてなにかを覚えるのではなく、**「自然と頭のなかに入っていく」のが一番いい方法**であり、10歳若返る秘訣だ、ということなのです。

そのために**大切なのが「習慣」**です。

習慣とは、歯磨きなどのように、私たちが日常的に繰り返し行なっている行動のこと。

「どうしたら毎日続けられるのか」と頭で真剣に考えたり悩んだり、自分の気持ちを奮い立たせて、行動することではありません。ただいつもやっているとおりに、自然と体が動くことです。

「習慣」の重要なポイントは、「**無意識**」です。

一度、習慣化されると、ほとんど意識することなく、繰り返しできてしまいます。

意識的になにかを継続するのは難しいことですが、一度、習慣化してしまえば、こちらのもの。あとは無意識のうちに体が動きます。

自然に「頭が鍛えられる」習慣

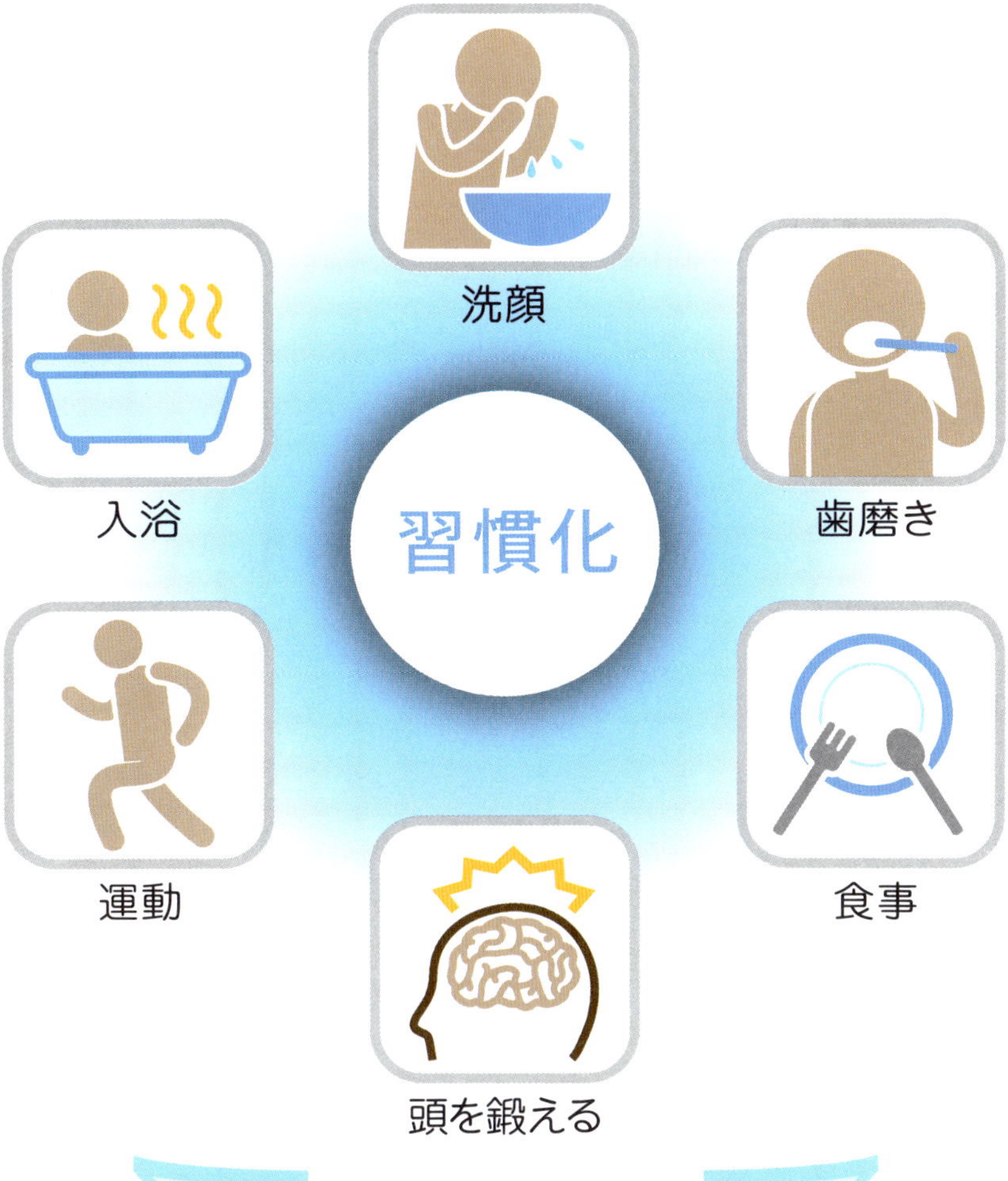

習慣にすれば、無意識でできる！

02 「体で覚えたこと」は、なぜ忘れない？

初めて自転車に乗ったときのことを思い出してください。何度も転びながら覚えたのではないでしょうか？

ところが、いったん乗り方を覚えてしまえば、「どうやって乗るんだっけ？」と考えることもなく乗れてしまいます。それはズバリ！　体で覚えたからなのです。

頭で覚える記憶は、しばしば忘れてしまうことがありますが、**体で覚える記憶は、いったん記憶すれば、なかなか忘れにくい**という特徴があります。

前項で触れた歯磨きもそうですが、「習慣」とは、体で覚える記憶の一種と考えていいと思います。

このような記憶はたくさんあります。たとえば、「毎朝起きたらすぐにコップ1杯の牛乳を飲む」という習慣がある人は、目が覚めたらそのまま冷蔵庫に直行します。頭で考えてそうしているわけではなく、**ほとんど無意識で行動している**ので「手続き記憶」といえます。

なにかを習慣化するのは、そんなに難しいことではありません。自転車の乗り方を覚えたときのように、**何度も繰り返す**こと。

そうすれば新しい情報は「手続き記憶」として体に染み込んでいくでしょう。

「2つの記憶」を使いこなそう

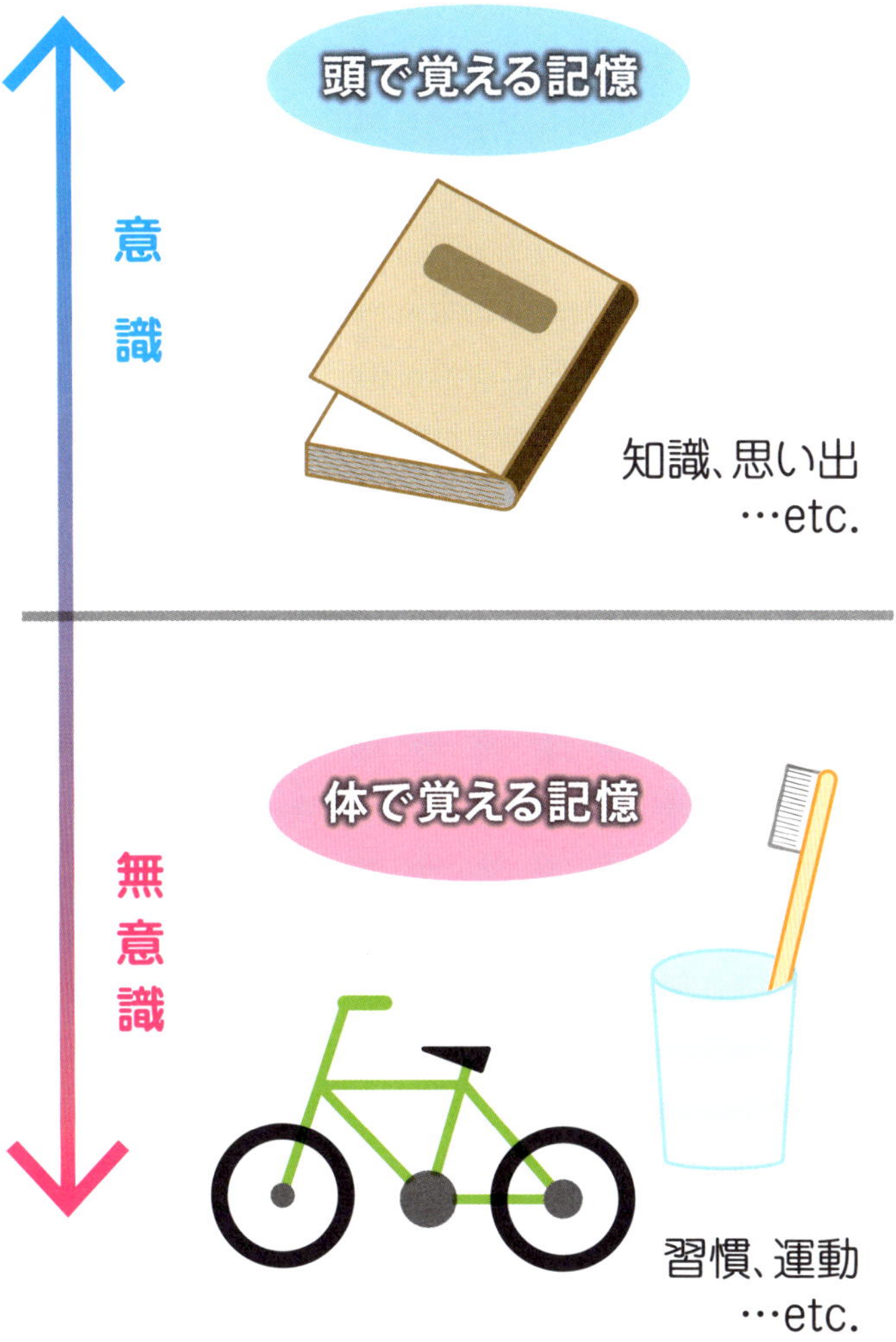

体で覚えた記憶は、
忘れにくい！

03 朝の30分が、これからの人生を左右します

1日のうちで最も貴重なのは「朝の習慣」です。

仕事をやめたりすると、生活が不規則になりがちです。朝起きる時間は自由になり、いくら寝坊したっていい。そのために夜型になってしまう人が多いようです。

しかし、**夜型になると頭がうまく働かなくなる**と考えるべきです。

私は、かつて夜型の生活から朝型に切り替えたとき、朝の爽やかさにいたく驚きました。空気はきれいですし、太陽の光も日中や夕方とは違って透明感があるのです。

早起きが得意な人には当たり前でしょうが、それまで夜型人間だった私には、新鮮に感じられました。

せっかくの気持ちのよい朝なのですから、余裕を持って周囲を見まわして、じっくりと幸福感を味わおうではありませんか。

とくに、朝起きた直後の30分間くらいは、周囲に煩《わずら》わされることなく、**ゆったりとした気分で1人の時間を確保したい**ものです。家族とのトイレ競争や、つまらない口ゲンカなど禁物です。

少しずつ脳や体を活動モードに切り替えていく――これが「朝起きて30分間の習慣」の大事なポイントです。

「起床後30分」を有意義に過ごそう

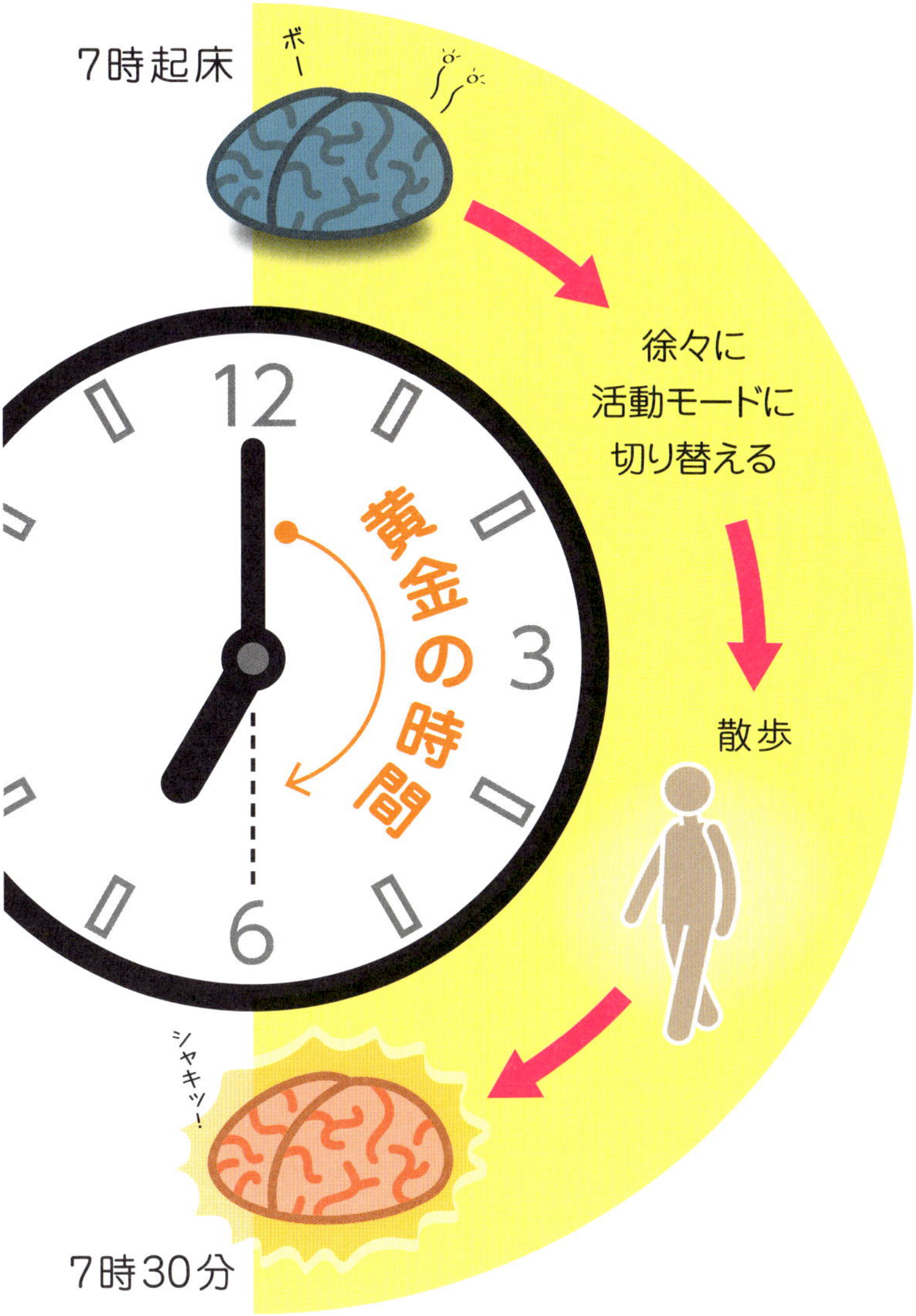

この30分が人生を左右する!

04 脳を鍛える決め手は、なんと朝30分の散歩！

では、朝起きてからの30分間で、何をすればよいのでしょうか？

仕事の時間や勉強の時間にあてるというのも悪くはありませんが、私の経験では、起きてすぐはまだ脳が活発に働きません。

そこで私が理想としているのは、**1人で散歩に出る**ことです。

これが、10歳若返る「朝の習慣」です。

散歩に出ると必ずといっていいほど、**意欲がわいてきて、脳が活性化する**ことを実感できるのです。

そもそも人間は歩くときに、全身の筋肉の3分の2が集まる下半身をおもに使っています。その下半身の筋肉を使って足を動かすには、司令塔の役割をする脳が働いているのです。

私は、**散歩コースを、日によって少しずつ変えるのがポイント**だと考えています。

なぜならば、コースが変わることで、見える景色も、聞こえる音も、感じる香りも違ってきます。新鮮な情報が目や耳などから入ってくれば、さらに脳は刺激され、活性化するからです。

「朝の散歩」の3つのメリット

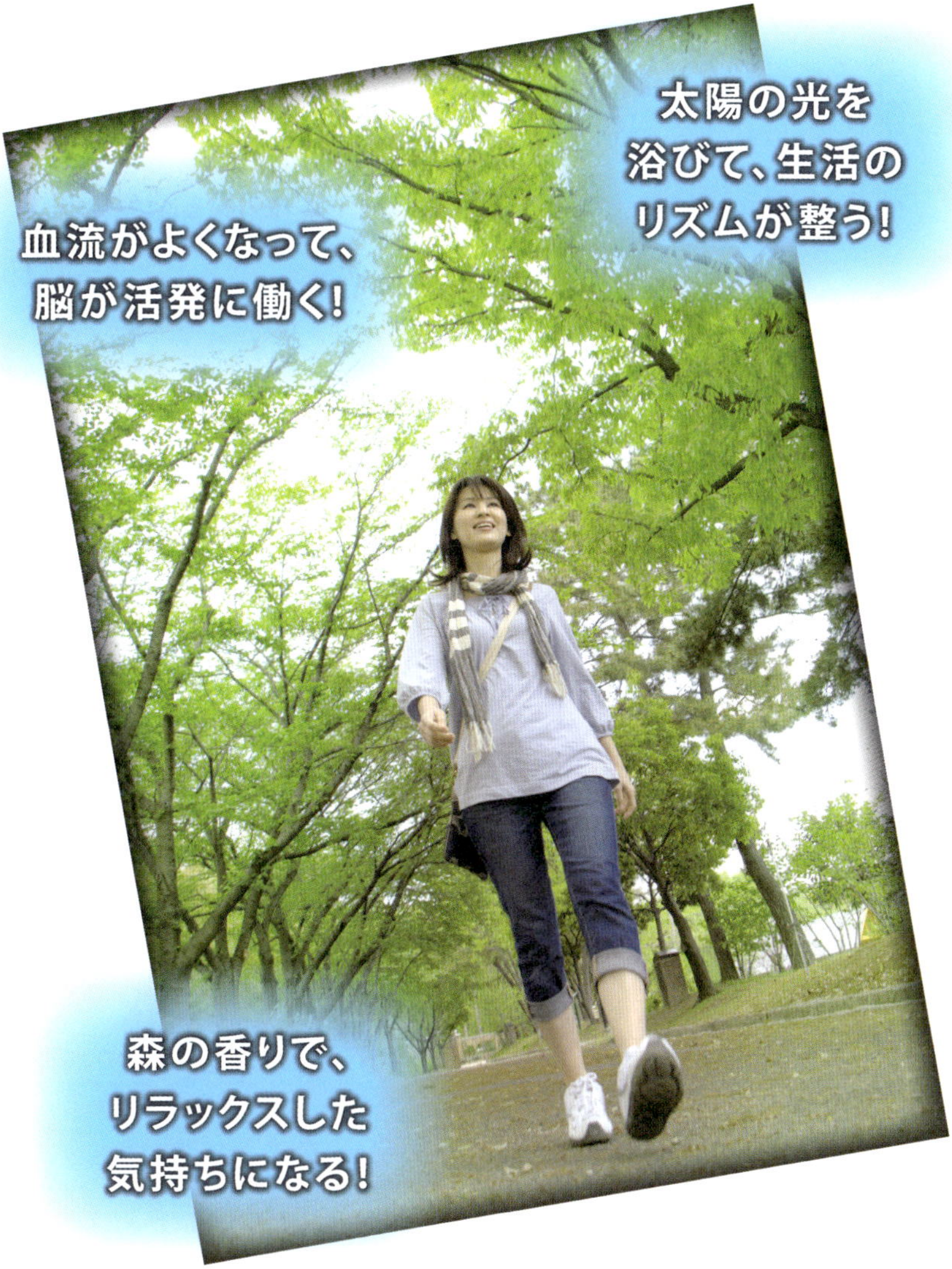
太陽の光を
浴びて、生活の
リズムが整う!
血流がよくなって、
脳が活発に働く!
森の香りで、
リラックスした
気持ちになる!

朝の散歩は、
脳の活性化に効果絶大!

05 「朝型人間」はなぜ頭がいい？

人間の記憶力は、午前中がピークで、正午を過ぎるとどんどん低下していきます。夜7時以降になると、午前中の半分程度にまで下がってしまいます。

新しいことを学ぼうとするなら、朝が一番です。

しかし、なかには、「早起きしても頭がぼんやりしたまま。とても朝の有効活用などできない！」と言う人がいるかもしれません。

でも、ご心配なく。いい対処法があります。

それは**「やる気の脳」に注目**することです。

私たちの脳には、「やる気の脳」と呼ばれる部位があります。それは、脳の中心近く、ちょうど額と耳の間くらいにある「側坐核《そくざかく》」という直径2ミリ程度の小さな部位です。そこをちょっと刺激してあげるだけで、どんどん、やる気がみなぎってくるのです。

簡単なことです。「**とりあえず作業にとりかかる**」、それだけで、「作業している」という情報が側坐核に送られて、いわば興奮状態になります。そして、次から次へと「やる気」の指令を出すようになるわけです。

脳科学の世界では、この一連の流れを「**作業興奮**」といいます。「やる気がないときこそ、やる！」のです。

朝から「脳をフル回転させる」コツ

やる気がなくても、まずやってみる!

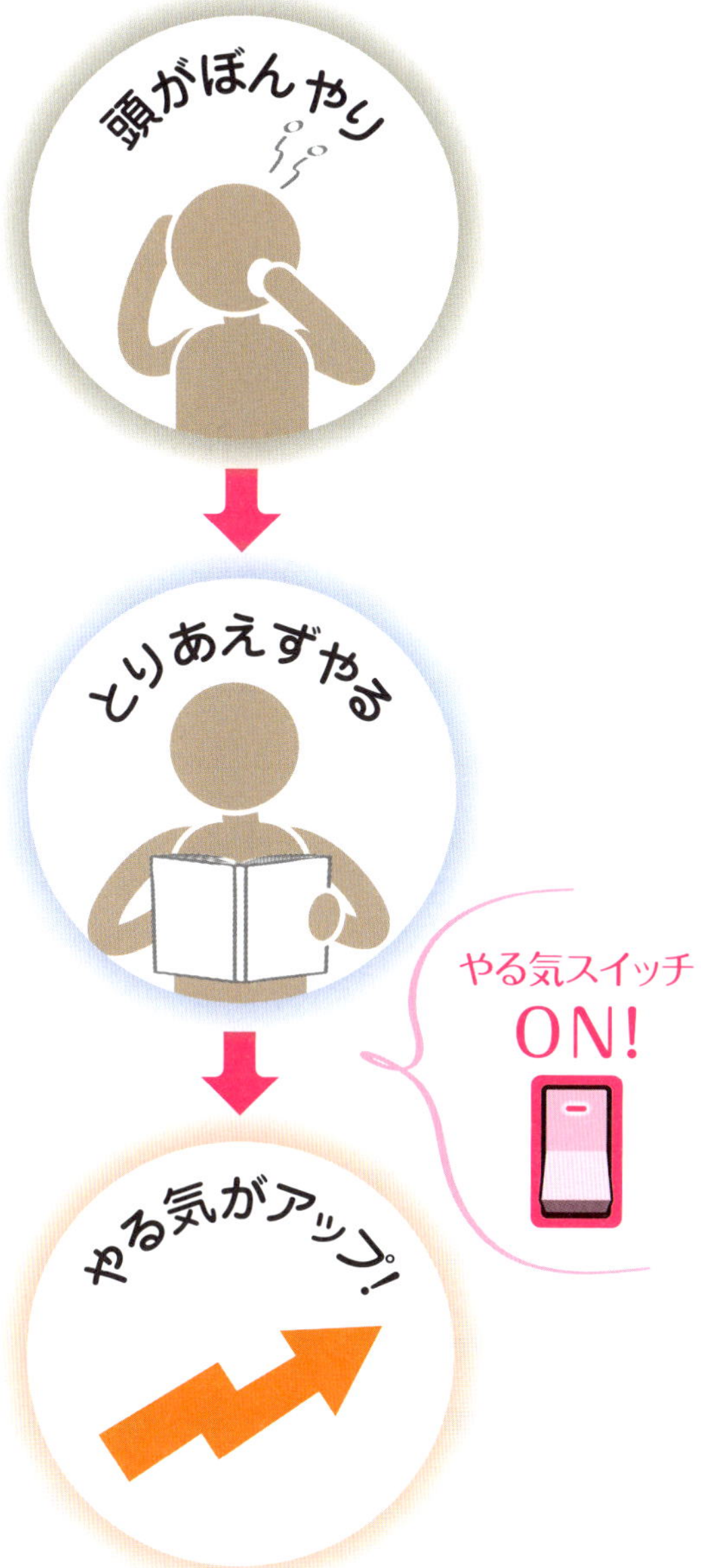
頭がぼんやり
とりあえずやる
やる気がアップ!
やる気スイッチ
ON!

06 30分の昼寝で頭が驚くほどスッキリ！

意外かもしれませんが、昼寝には、記憶力を高める効果があります。

カリフォルニア大学心理学教室のサラ・メドニック博士の研究では、昼過ぎにわずか**30分間の昼寝をすることで、低下していた記憶力が回復**して、午後から夜にかけての記憶力が大幅に向上することが確かめられています。この実験の結果を受けて、日本の教育現場でも昼寝時間が導入されました。

２００５年、福岡県内有数の進学校として知られる県立明善《めいぜん》高校で、昼休み中に15分間の「昼寝」を推奨《すいしょう》したのです。

この昼寝制度を導入してから40日後にアンケートをとると、週に1回以上、昼寝をした生徒２０８人のうち、61％の生徒が「授業に集中できている」と答えました。

それだけではありません。

なんと「**成績が向上した**」「**勉強のやる気がある**」「**体の調子がいい**」と答えた割合も、昼寝組のほうが高かったのです。

もちろん、質のよい睡眠も大切ですが、ちょっとした昼寝も10歳若返るうえで大きな意味を持っています。

昼寝には記憶力を高める効果がある

30分の昼寝効果

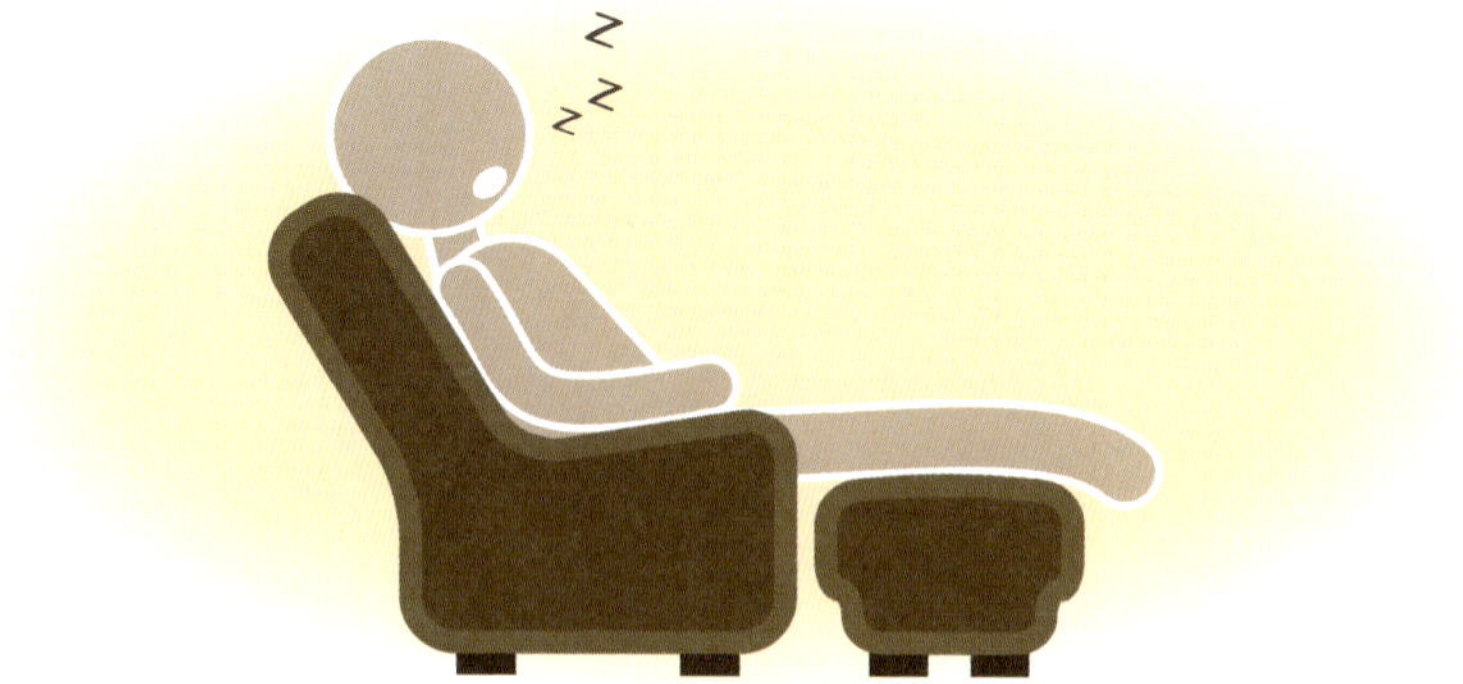

効果①
記憶力
アップ!

効果②
やる気
アップ!

効果③
体調
アップ!

おもしろデータ

カリフォルニア大学のサラ・メドニック博士の研究では、30分間の昼寝をすることで記憶力が大幅に向上することがわかった。

07 昼寝直前のコーヒー1杯が脳に効きます！

いくら昼寝がいいといっても、**寝すぎは逆効果**。2時間、3時間と寝てしまっては、夜きちんと眠れなくなってしまうでしょう。ひいては、昼夜逆転の原因となってしまいます。

もし、30分以上寝過ごしてしまうのが心配ならば、おすすめの方法があります。

昼寝をする前に濃いコーヒーや日本茶を飲む、というものです。

「カフェインをとったら眠れなくなる」

そんな心配にはおよびません。

じつは、飲み物に含まれているカフェインは、入眠自体の邪魔をするものではありません。そしてコーヒーの香りには、心をリラックスさせる効果があって、入眠の手助けをしてくれます。

そもそもカフェインは、摂取してからおよそ20〜30分ほど経ってようやく体に興奮性の作用をもたらします。

つまり、昼寝の直前に「深煎《ふかい》り」のコーヒーを飲んでリラックスしながら昼寝すれば、**ちょうど30分後にはスッキリ目覚めることができる**のです。ぜひ一度、試してみてください。

昼寝の効果を高めるコツ

昼寝をする前に おすすめの飲み物

コーヒー

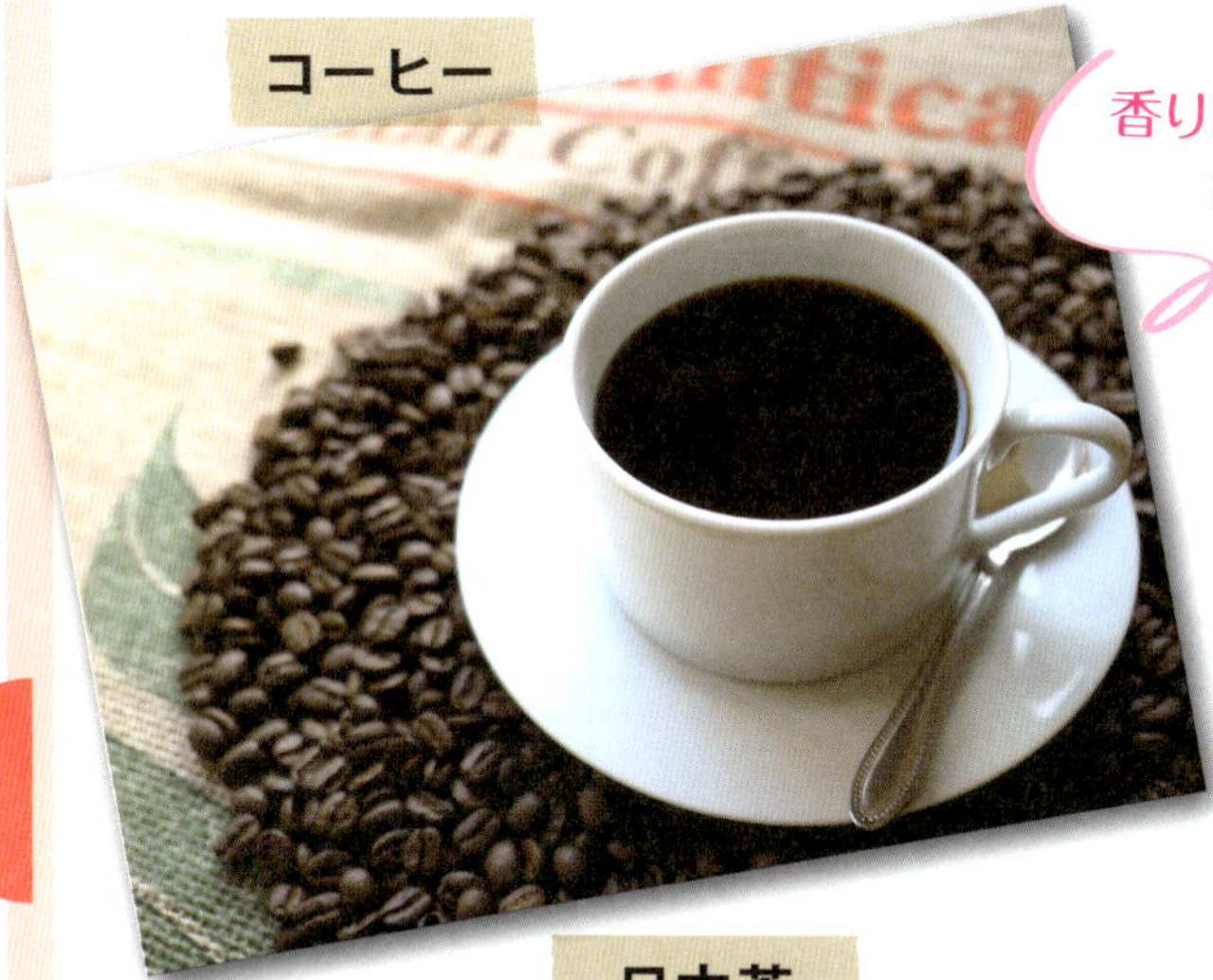

香りには心をリラックスさせる効果が!

日本茶

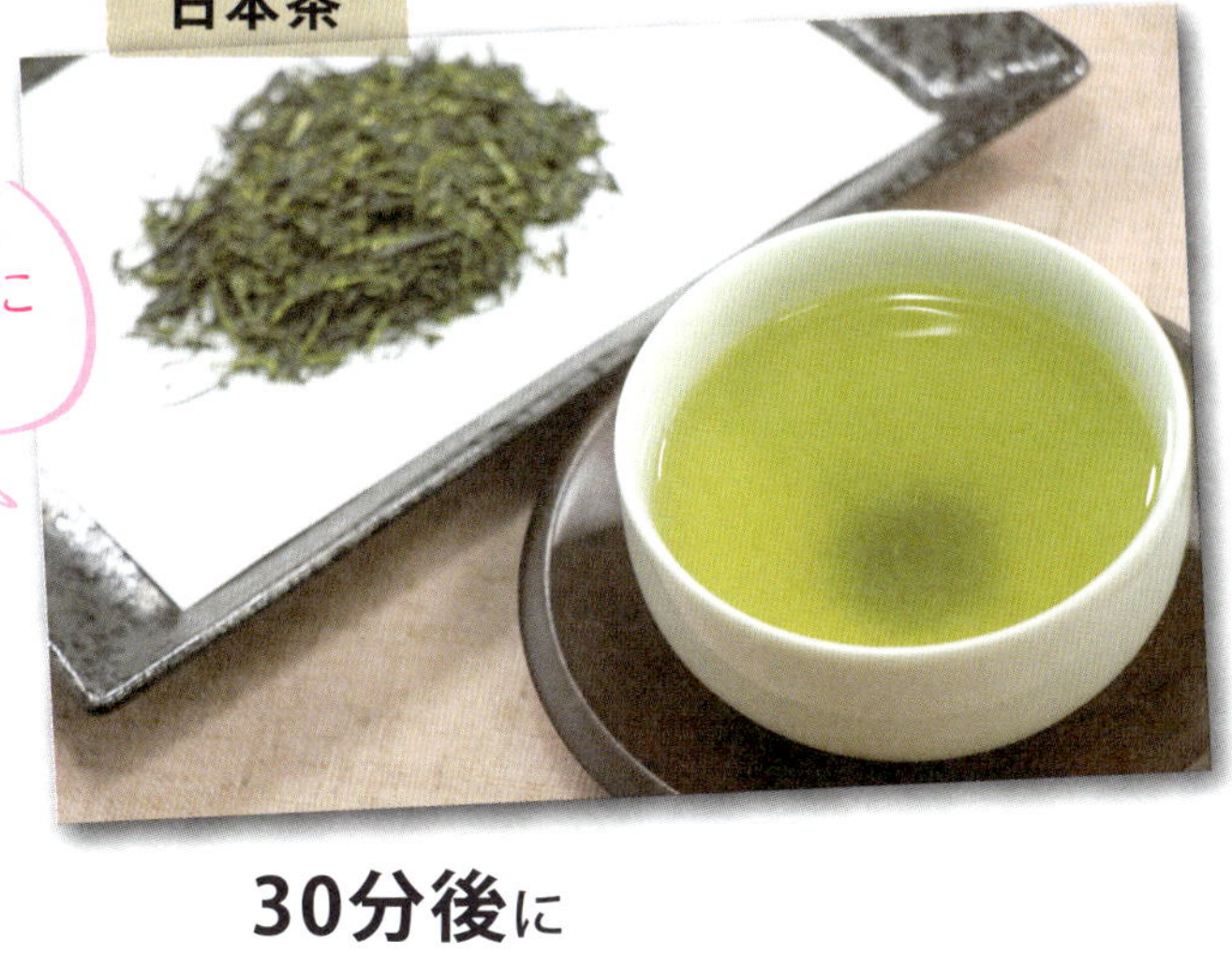

カフェインは20〜30分後に効いてくる!

30分後にスッキリ目覚める!

08 ときには「ボーッとしていること」が大切

鍛えなければ、脳は衰える一方です。

かといって、**つねに緊張状態にあれば、脳は疲れはててしまいます**。鍛えているつもりが、逆効果になってしまう恐れがあるのです。

生活の大部分では、ある程度、緊張感を保つ習慣を維持しながらも、一定の間隔でその緊張を解きほぐす時間を設ける——この**硬軟の時間をバランスよく保つ**のが、理想的なあり方です。

この2つは矛盾するようですが、けっしてそうではありません。ときには休息をとってください。そうすれば、単に努力を続けていたとき以上の、思わぬ成果が生まれることもあります。

たとえば本を読みはじめたとして、ある地点までは順調に読み進むのですが、一定地点までくると本を読むスピードが落ちてしまうもの。

左図を見ると一目瞭然ですが、カーブが平らになってしまいます。そこで**休憩を入れると、また集中力が戻ってくる**というわけです。

脳を働かせる時間と休ませている時間のメリハリをつくるのは、なによりも大切なことなのです。

「10分の休憩」で劇的に覚えやすくなる!

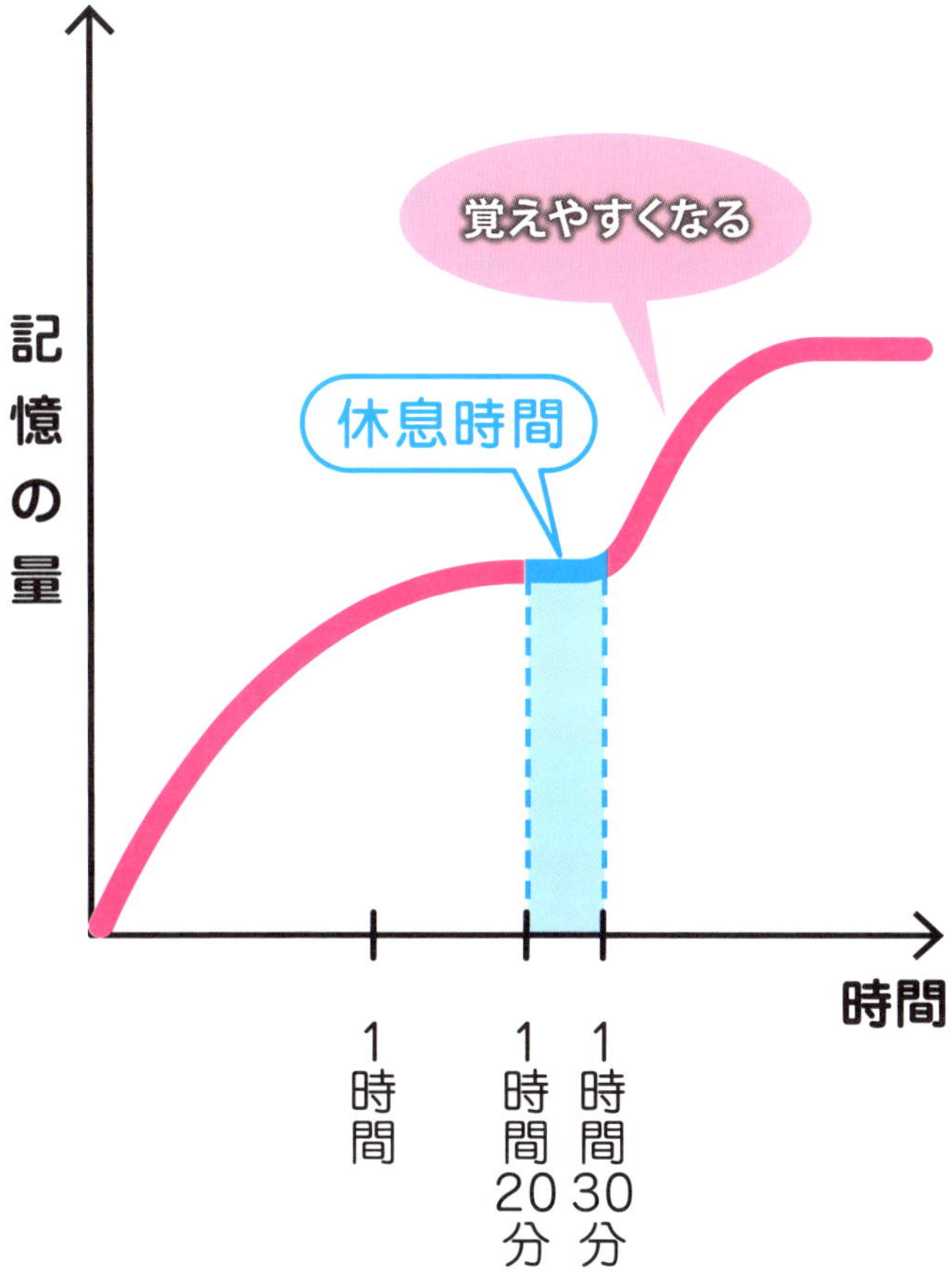

1時間集中したら、10分休むと効果大!

習慣とは、「体に記憶させる」こと

記憶は「短期記憶」と「長期記憶」に大きく分けられます。

短期記憶とは、30秒から数分程度で忘れてしまうような記憶のこと。たとえば、知人から聞いた電話番号は、この代表例です。いったん頭に入れたつもりでも、手帳に書かないと、すぐに忘れてしまいます。

一方、長期記憶は、何カ月、何十年経っても覚えている記憶です。それはさらに、頭で覚える「陳述記憶」と、体で覚える「手続き記憶」に分けることができます。

陳述記憶は、学校の運動会の思い出（エピソード記憶）や、鎌倉幕府を開いたのは源頼朝だという知識（意味記憶）があてはまります。

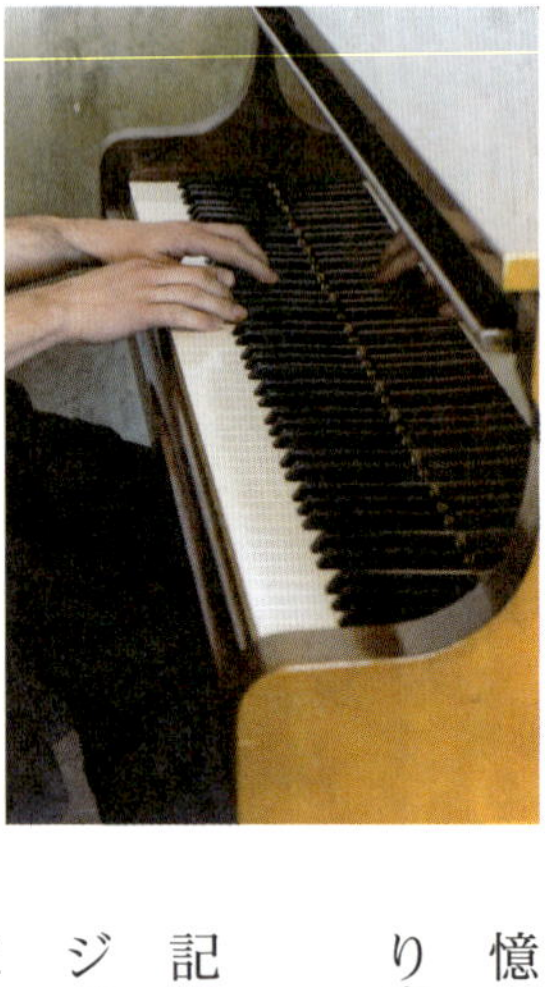

一方、手続き記憶は、56ページで述べたように自転車の乗り方や、楽器の演奏、またはパソコンのタイピングなどがあげられます。

「習慣にする」ということは、すなわち、体に記憶させることなのです。

4章

人生後半は「読書」で さらに磨かれます

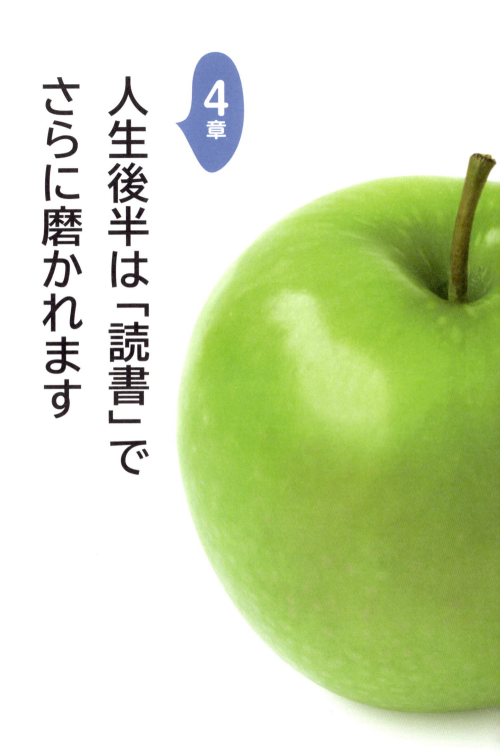

01 2011年3月11日、あなたはなにをしてました？

2011年3月11日は東日本大震災が起きた日です。まだ記憶に新しいはず。揺れなかった地域の人も、悲惨なニュース映像が強く印象に残っていることでしょう。同時に、**そのときに自分がなにをしていたのか、しっかりと頭に刻まれている**と思います。

では、2010年6月25日なら、どうでしょうか？

これにすぐに答えられる人はほとんどいないはずです。大きな事件があったわけではなく、ほとんどの人にとって1年のなかのありふれた1日にすぎないからです。

強く印象に残る出来事が起きると、その出来事自体が記憶に刻まれるとともに、同時に進行していた事柄——たとえば、そのときの自分の生活、行動、心境、あるいは勉強していた内容をよく覚えられるということです。

つまり、なにか覚えたいことがあれば、同時に**強い刺激を脳に与えればよい**ということです。

ただ、私たちの生活において、毎日、大きな出来事が起こるわけではありません。

ならば、**自分自身で出来事をつくればいい**のです。

たとえば、自宅で勉強をしている人は、図書館やカフェで勉強をしてみる。それだけでも効果的です。

印象に残る出来事は忘れない

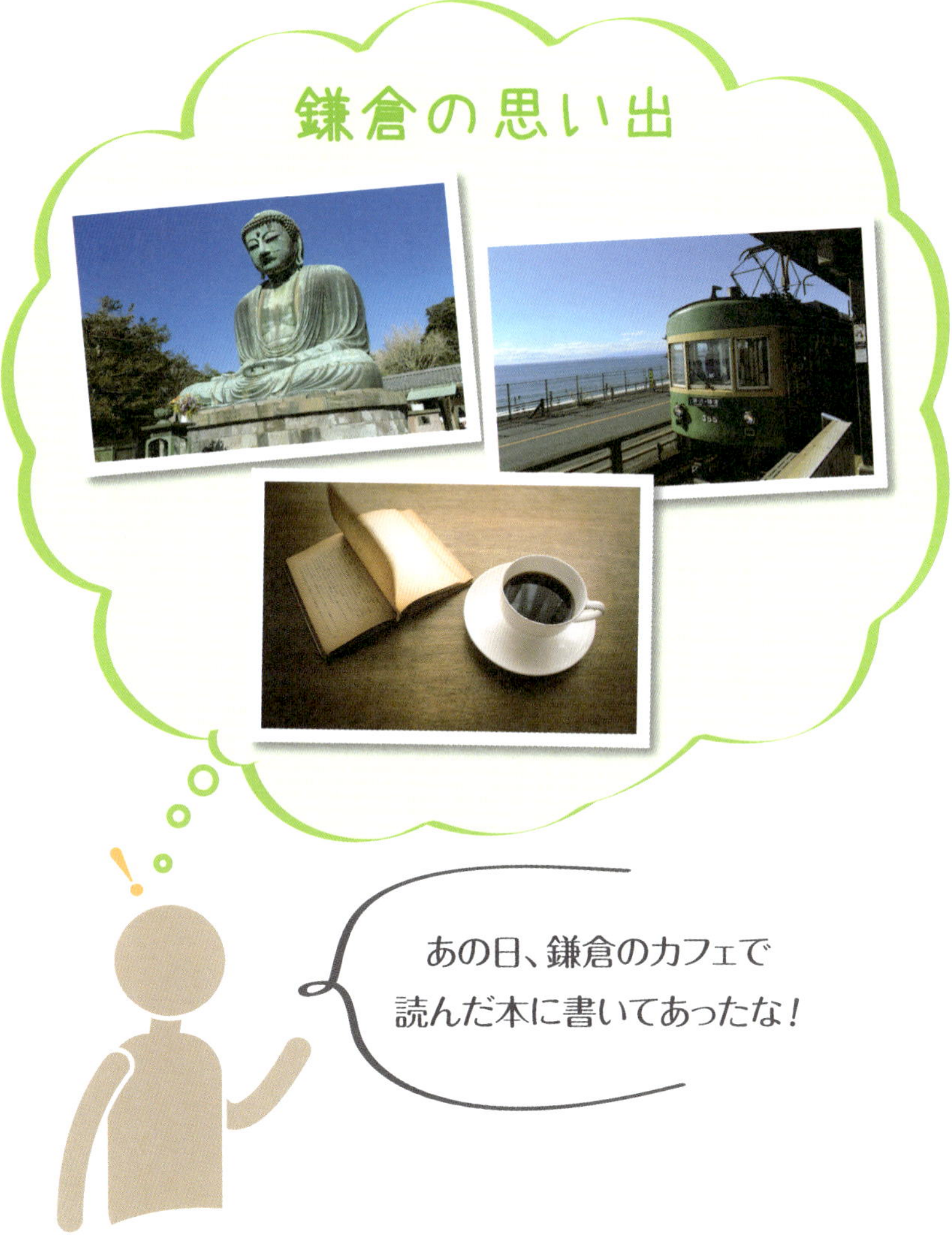
鎌倉の思い出
あの日、鎌倉のカフェで
読んだ本に書いてあったな！

出来事と関連づけて
覚えると、忘れない！

02 本を破く記憶法

私は外で勉強をするとき、その日に勉強するページしか持ち歩かないようにしています。

軽い本ならば、1冊まるごと持っていってもいいでしょう。しかし、重いテキストとなると、何冊も持ち歩くのは大変です。

そこで、その日に勉強をしようと思ったページを、**20ページなり30ページなり、本体から破り取って持っていきます**。

本を破ることに抵抗がある人もいるかもしれません。

しかし、本というものは、手垢で汚したり、マーカーや付箋でいっぱいにしたり、破り取って勉強したりと、読む人が好き勝手に活用したほうが、著者も出版社も喜ぶと思うのです。

どうしても本を破るのに抵抗があるならば、そのページだけをコピーしていけばいいでしょう。

ページ数が限られているので、**「今日はここまで勉強すれば終わり!」**と覚えるべき範囲もハッキリし、モチベーションも上がります。

場所や勉強の範囲にメリハリをつける――。

それだけで、脳は活性化し、若返り始めます。

範囲を区切ると、脳は活性化する

外で勉強をする場合──

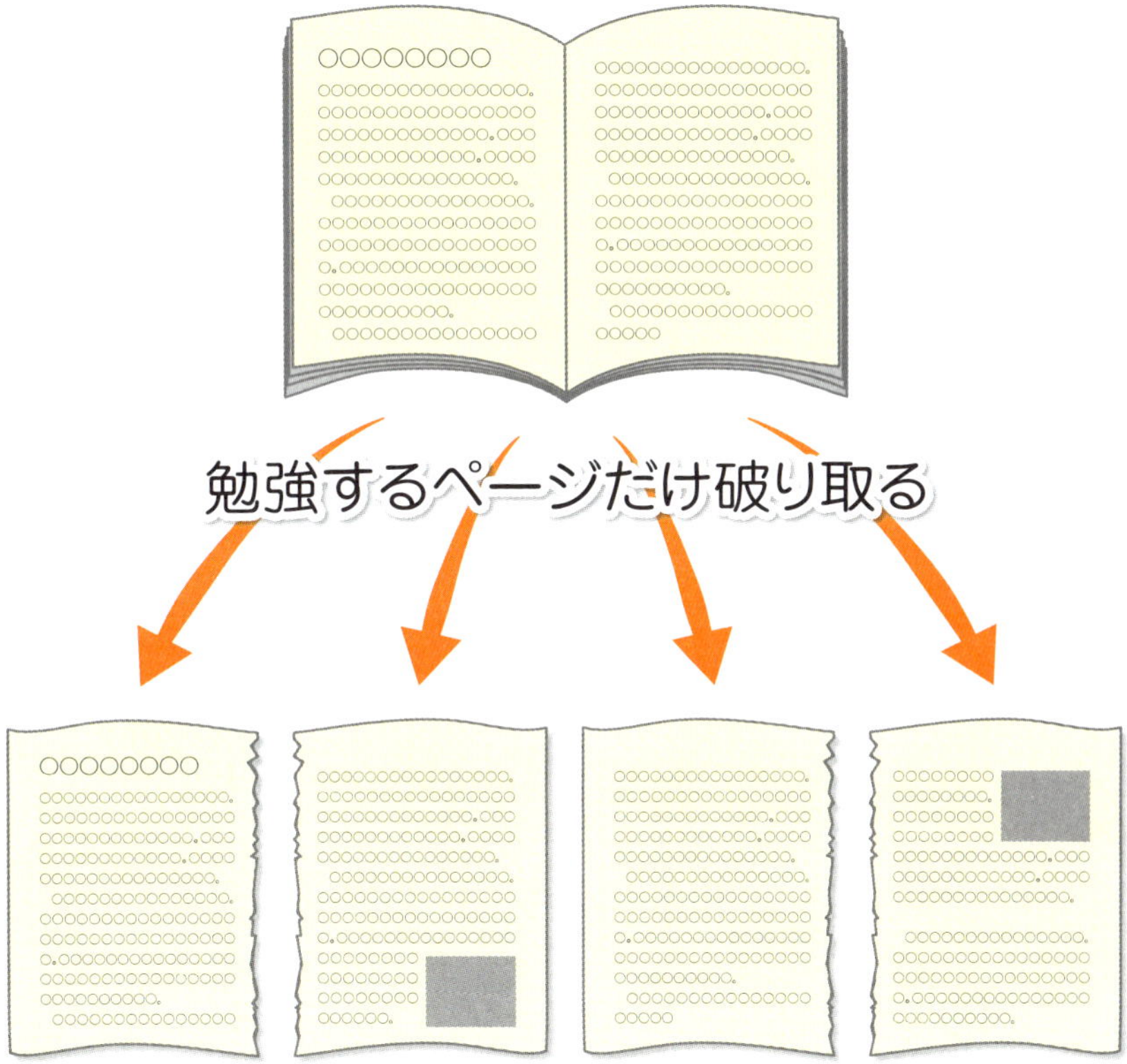
勉強するページだけ破り取る

やるのは、4ページだけ!

モチベーションアップ！

集中力アップ！

03

「1分間の使い方」で脳の働きに差がつきます！

あなたは、エレベーターに乗ったとき、何をしていますか？　何歳になっても脳が若く、記憶力が衰えない人は、こうした時間もムダにしません。脳を鍛える習慣を持っています。

「細切れ時間」は、1日を振り返ればいくらでも見つかります。電車やバスの待ち時間、知人との待ち合わせ時間など、とくに外出しているときは、そうした時間が見つかりやすいでしょう。

そんなとき、私は、その日や前日に読んで理解した**本の内容を、そらで思い出す**ように努力しています。

覚えている部分は、反復すれば、より確かな記憶として定着させられます。

しかし、どうしても思い出せない事柄もあるでしょう。でも、それでいいのです。いいえ、それがいいのです。

なぜなら、**自分の記憶から欠落しているものがわかる**のですから。

ただ、ここで大切なのは、**家に戻ったらすぐにその本を開いて、その部分を確認する**作業です。すると、「なんだ、これだったのか！」とすぐ思い出せます。

こうして覚えた知識は、なかなか忘れません。

「細切れ時間」を有効に使う法

時間を２つに分ける
だけで、能率アップ！

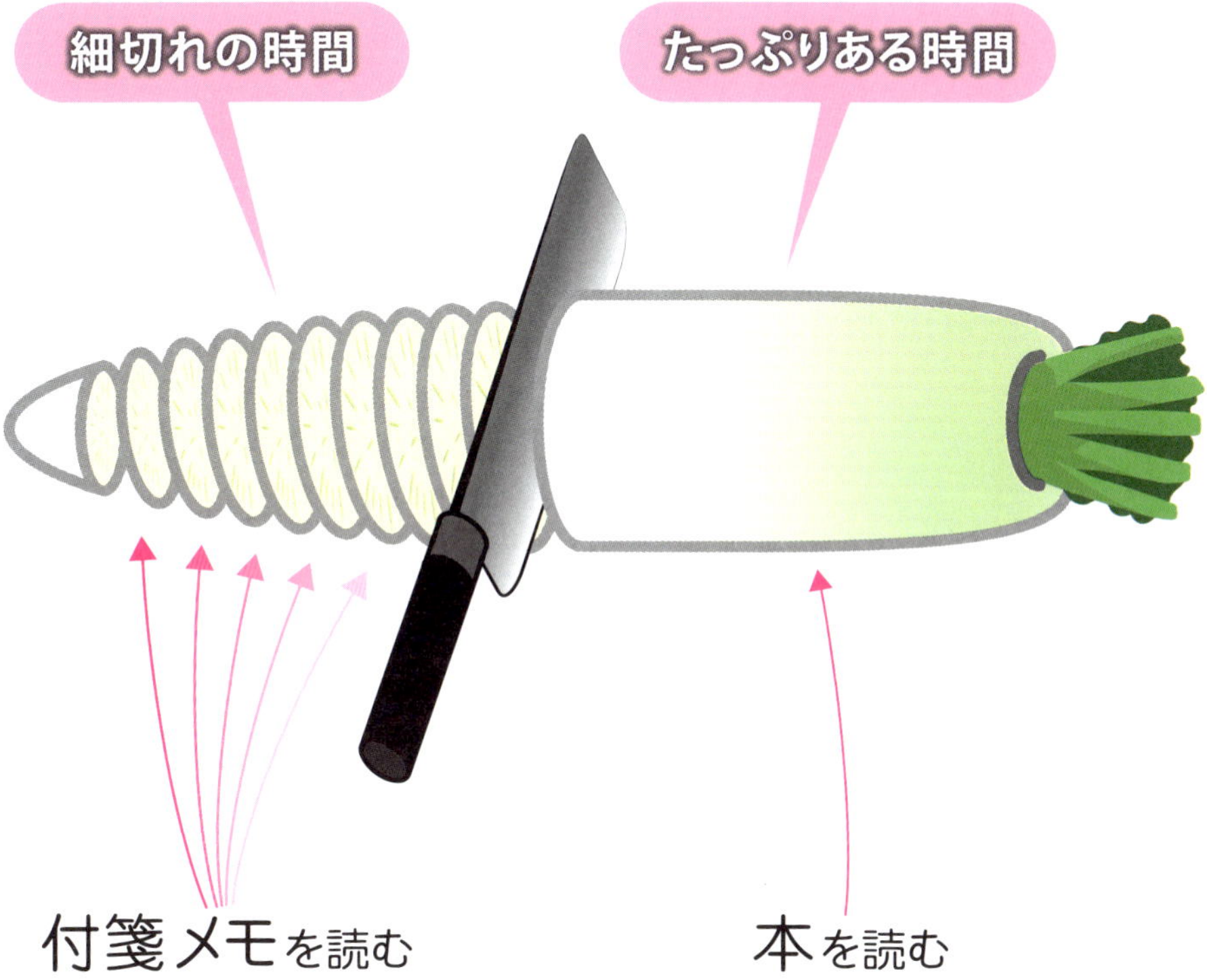

細切れの時間には、
覚えたことを思い出す！

04 定年後は「本の読み方」を変えましょう

「60歳を過ぎたら、物覚えが悪くなった」

そう嘆く人がいます。でも、若かったころ、そんなに物覚えがよかったでしょうか。

答えは、NOだと思います。たとえば英単語も、すぐに覚えられないからこそ、何度も何度も読み返したり、書いたりして覚えてきたはずです。

記憶の引き出しが開けにくくなった60歳以上になれば、なおさら繰り返しが大切といえます。

ただ、本を繰り返し読めばいいというわけではありません。私は、次の方法で**3回読む**ことをおすすめします。

1回目「**サラブレッド読書法**」

競走馬のサラブレッドのように、スピードを重視して読んでいく読書法です。まずは、全体像を頭に入れます。

2回目「**ブル読書法**」

雄牛（ブル）のように、じっくりと腰を据えて読んでいきます。内容をシッカリと理解し、重要個所にマーキング（下線や傍線）をほどこします。

3回目「**記銘《きめい》読書法**」

最後に、マーキングした個所だけを読み返して、頭に刻み込むのです。

「10歳若返る」本の読み方

① サラブレッド読書法

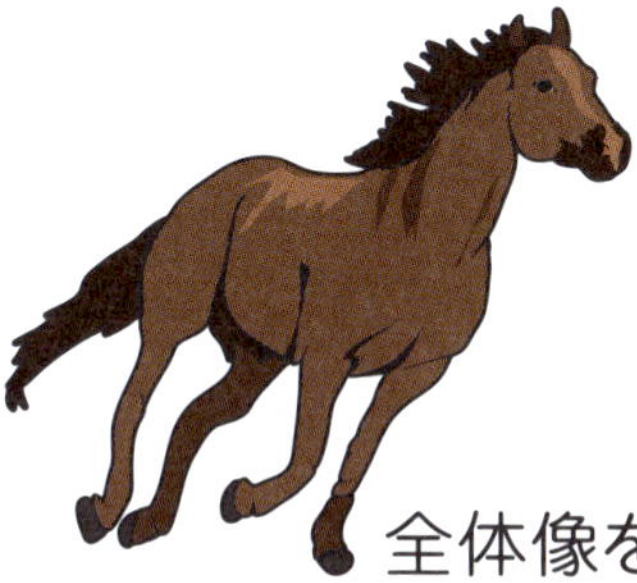

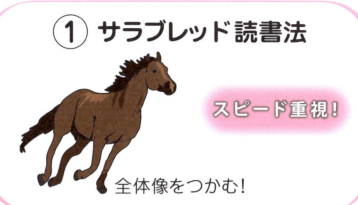

スピード重視！

全体像をつかむ！

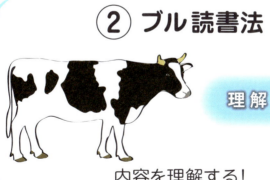

② ブル読書法

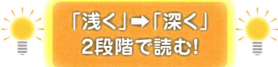

理解重視！

内容を理解する！

「浅く」➡「深く」
2段階で読む！

05 人生後半の読書で大事なのは「疾走感」

「サラブレッド読書法」では、いったん本を読みはじめたら、わき目もふらずに読み進め、一刻も早くゴールにたどり着くことを目指します。

スピードが大切ですから、あまり深く読む必要はありません。**多少の疑問が残っていても、そのまま放っておいてかまいません**。ある表現がわからなかったり、内容に疑問を感じたりしても、けっして立ちどまってはいけません。どんなに速く読んでも、最後まで目を通せば、あらましは頭に入るものです。

こんなことを言うと、「一度サッと読んだくらいでは、内容の理解はおろか、とても記憶などできない」という反論があるかもしれません。

たしかに、そのとおりです。でも、まずはそれでいいのです。

なぜなら、**「サラブレッド読書法」の目的は、全体像を把握することだけ**にあるのですから――。

まさに、いったん走り出したら、ゴールまで疾駆するサラブレッドのように学習するのです。

速く読めないという人は、左図の要領で、段落の「最初」と「最後」の文だけを読んでみてください。

誰にでもできる「速読み」テクニック

段落の「最初」と「最後」の文だけ読む

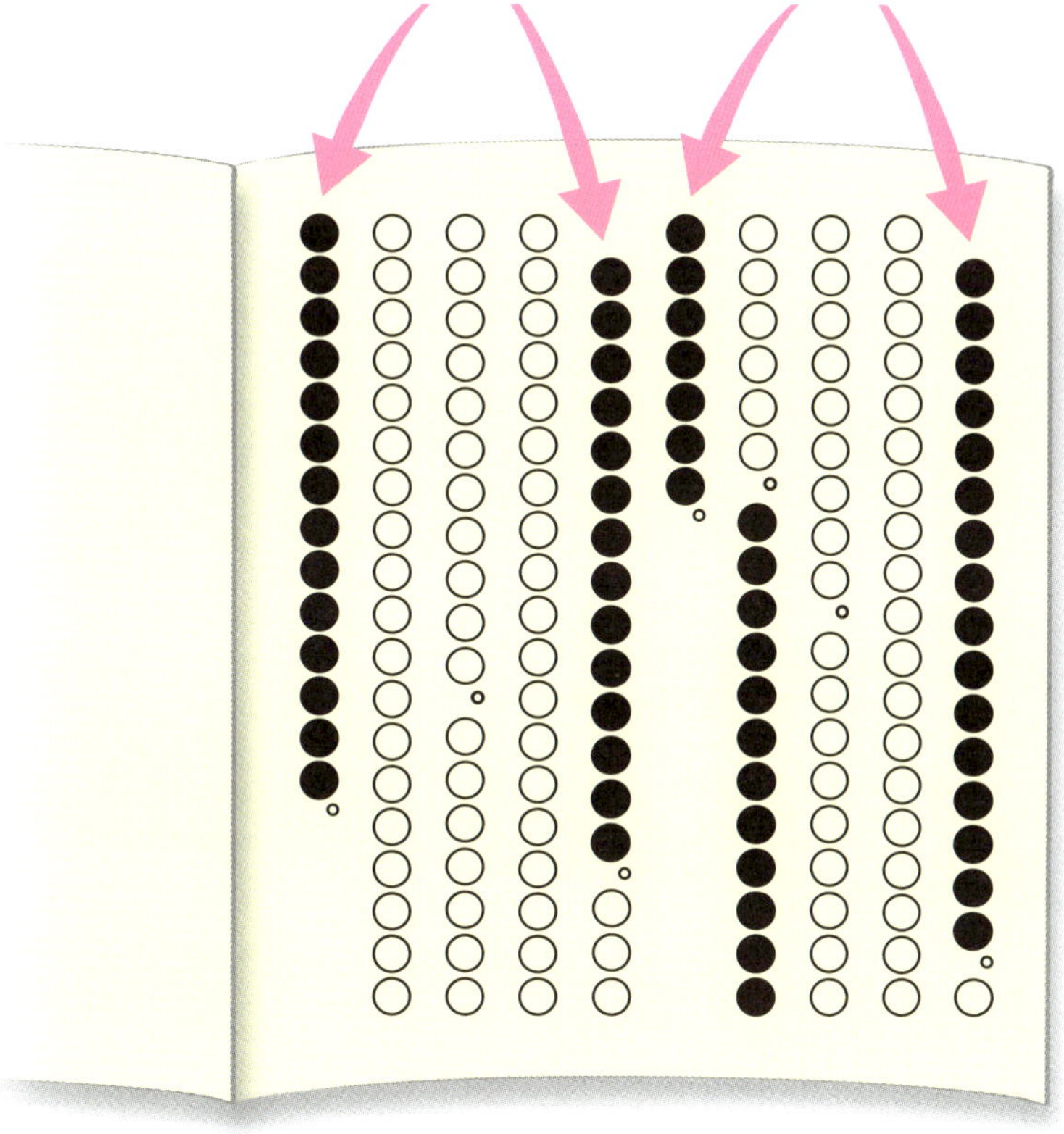

意外と頭に入る!

全体像がつかめればOK!

06 頭にすごく効く「脳で読む法」

「サラブレッド読書法」で全体像を把握したら、2回目は、深く読んでいく習慣をつけていきます。それが「ブル読書法」です。

ブルとは、英語で「雄牛」のこと。そう名づけた理由の1つは、読書のスピードが関係しています。

「ブル読書法」では、速さは気にしなくていいです。多少遅くても、雄牛のごとくドッシリと構えて、時間をかけて読み込むことこそが重要になります。

「ブル読書法」で求められるのは、**書かれた内容をきちんと理解して、要点を頭に詰め込む**こと。

そのために、**重要な個所にはマーキング**をします。

「ブル読書法」のネーミングのもう1つの理由は、牛が食べるときに行なう「反芻《はんすう》」と同じ行為を、学習にも取り入れるからです。

牛の反芻の行為とは、いったん胃に送った食べ物を、再び口のなかに戻して噛むことをいいます。ものを覚えるのも同じことだと私は思うのです。

つまり、**いったん頭にインプットしたものを、面倒くさがらずにもう一度取り出してきて、噛み直す**ことが必要なのです。

「要点を覚える」3つのステップ

①重要な個所をマーキング

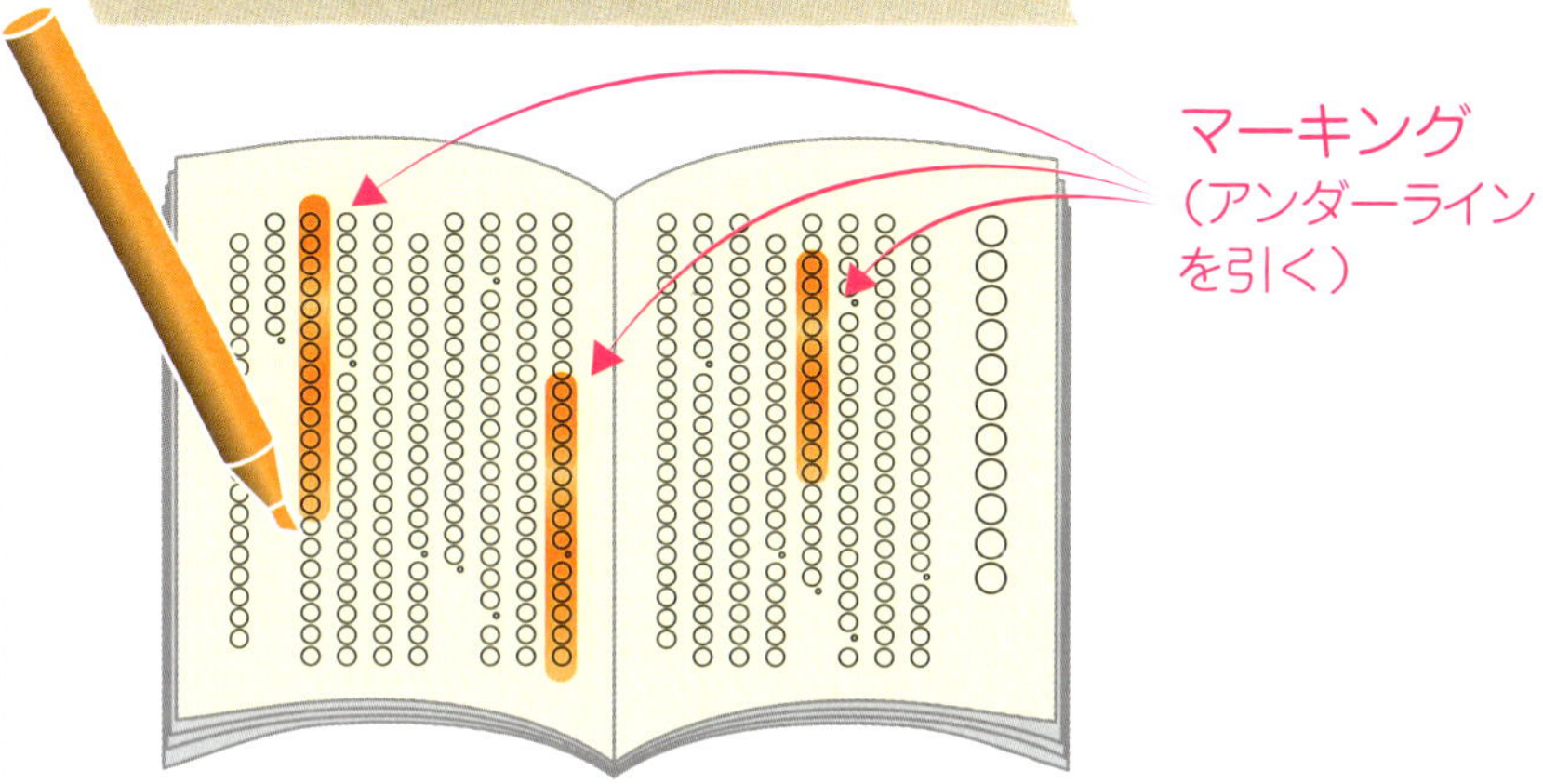

②ノートやカードに書き出す

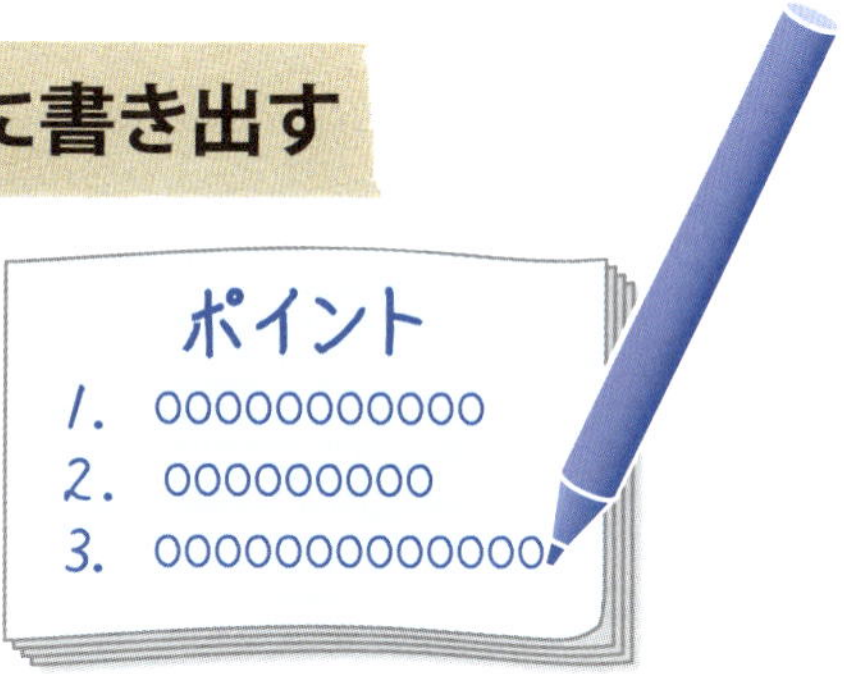

③反復する

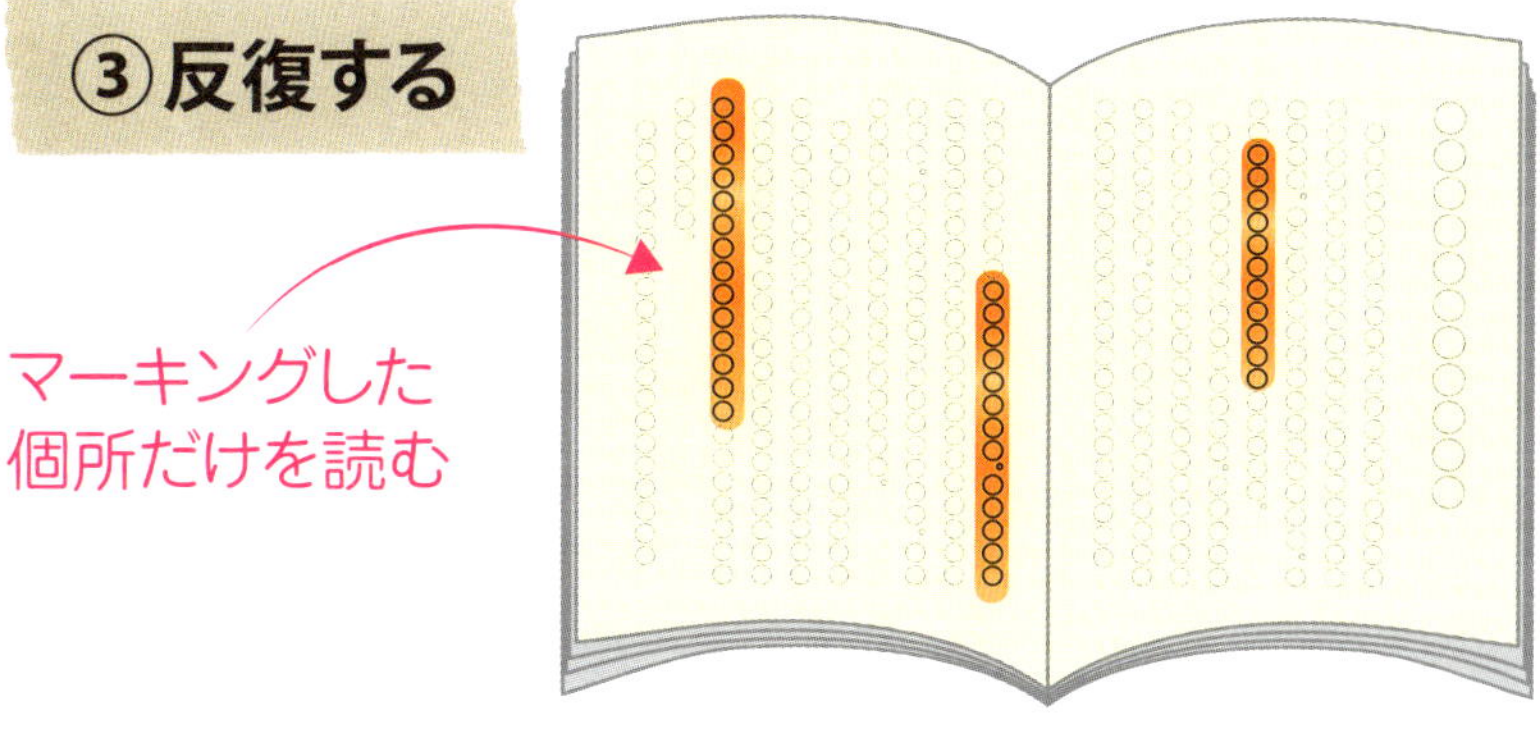

Column

簡単！「今日会った人を思い出す」脳トレ

さて一通り復習が終わったら、その日1日のことを朝から順に振り返ってみましょう。誰に会ったか、何を食べたか、どんな出来事が起きたのか、**寝る直前に思い出すことで記憶が定着します**。

とくにここが重要なのですが、その日に会った人は、**顔と一緒に名前も思い出してください**。そうすることで、人の名前を忘れにくくなります。

もし、「明日はこれをやらなくては」「今週末までにあれを調べなきゃ」という予定を思いついたら、**その場で手帳にメモ**しておきます。面白いアイデアが思い浮かぶこともあるでしょう。

メモをとるのが面倒なら、ボイスレコーダーに吹き込めばよいでしょう。

こうするだけで**頭に入った情報は強化され、睡眠中に長期記憶として保存**されやすくなります。そして翌朝、たとえ忘れてしまっていても、メモを見れば、簡単に思い出すことができるのです。

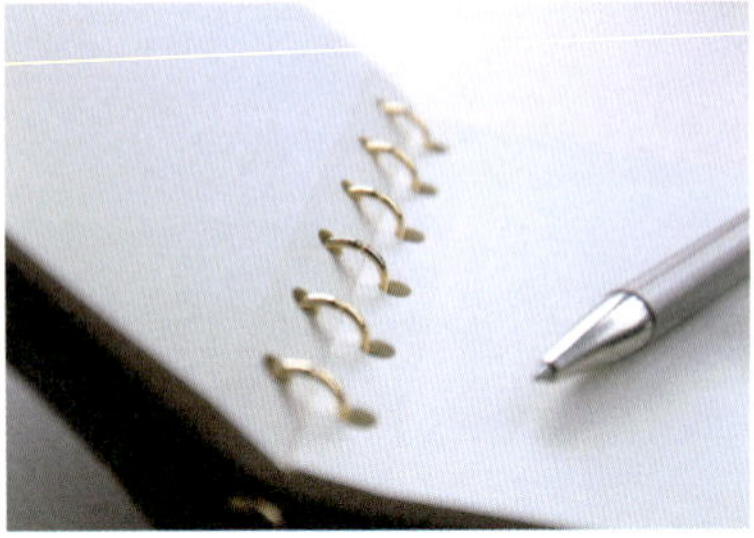

5章

よく「ひらめく」人ほど、よく「眠ってる」理由

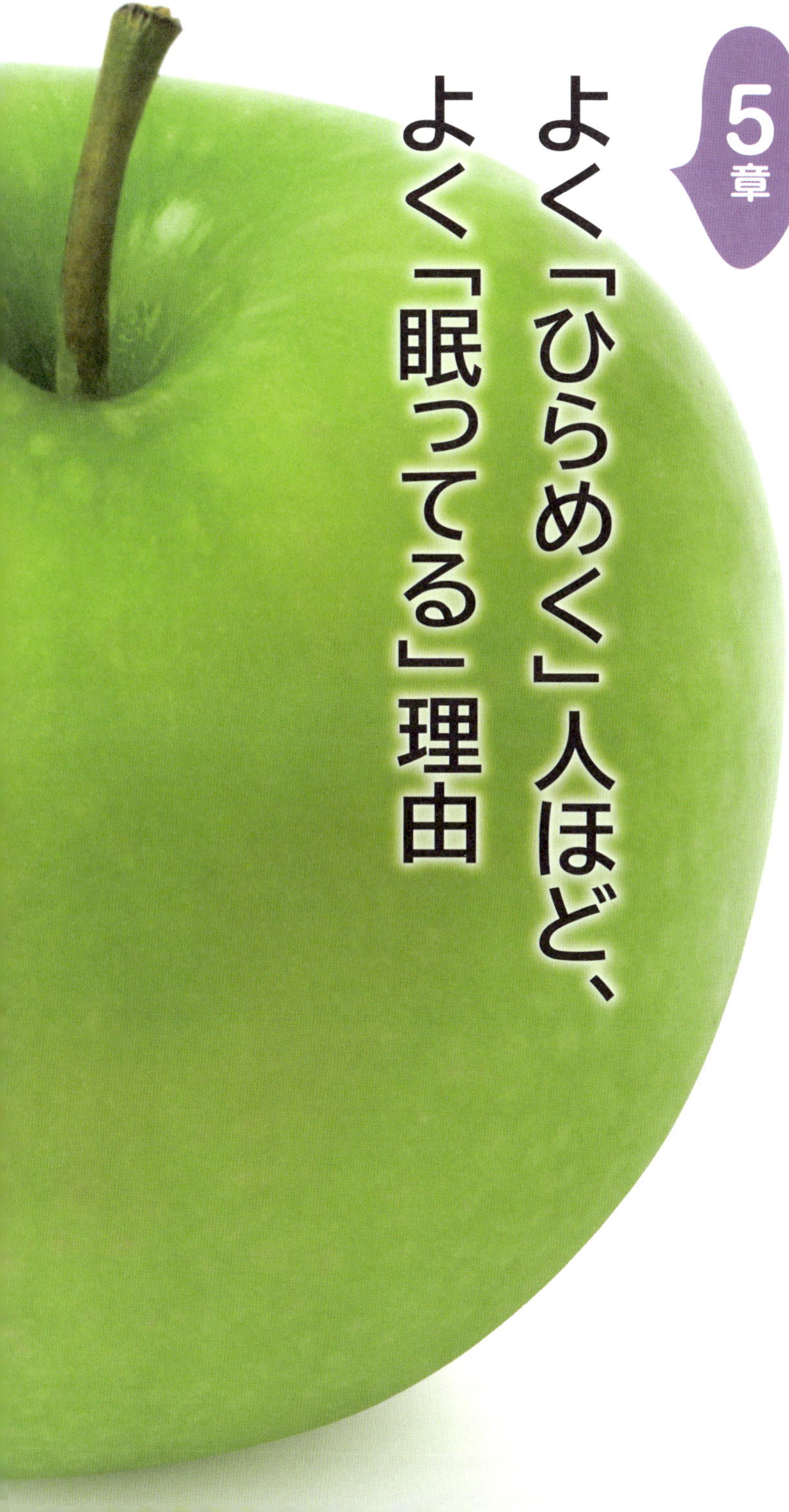

01 「質のよい睡眠」を知ることから始めよう

「目は脳の窓」という言葉をご存じでしょうか。

これは単なる比喩ではありません。人間の発生学的見地、解剖学的視点からも、**目は脳の一部が体の表面まで伸びてきて外界に開かれた器官**だといわれています。「睡眠」は、目と脳の動きに深い関わりがあるのです。

私たちの眠りは、次の2種類の性質の違う睡眠によって成り立っています。

それは「**レム睡眠**」と「**ノンレム睡眠**」です。

レム睡眠は、体が休息し、脳が働いている状態。

ノンレム睡眠は、脳が休息し、体が働いている状態。

この2つの睡眠が交互に繰り返されています。

私たちは、脳が働いているレム睡眠のときに夢を見るのです。一方、ノンレム睡眠は、脳が休息しているのですから、夢を見ません。その代わり、体は働いているために、寝返りを打ったり布団をはね除けたりします。脳を使わずに、体が反射的に動いているのです。

個人差や体調による差はありますが、平均すると1回のレム睡眠は20分程度、ノンレム睡眠は70分程度の長さになります。この**90分を1セットとした眠りが、一晩で4～5回繰り返される**わけです。

眠りには2つの種類がある

レム睡眠

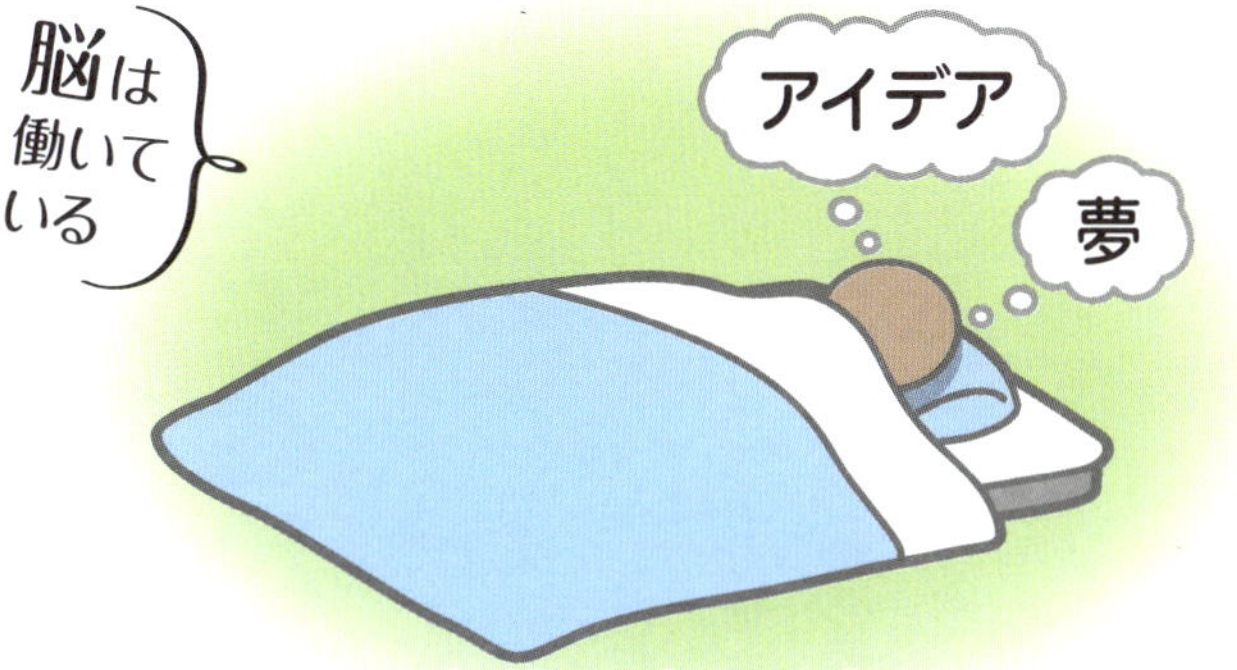
脳は働いている
アイデア
夢

肉体の疲れをとる

浅い眠り＝20分程度

一晩で
4〜5セット繰り返す

ノンレム睡眠

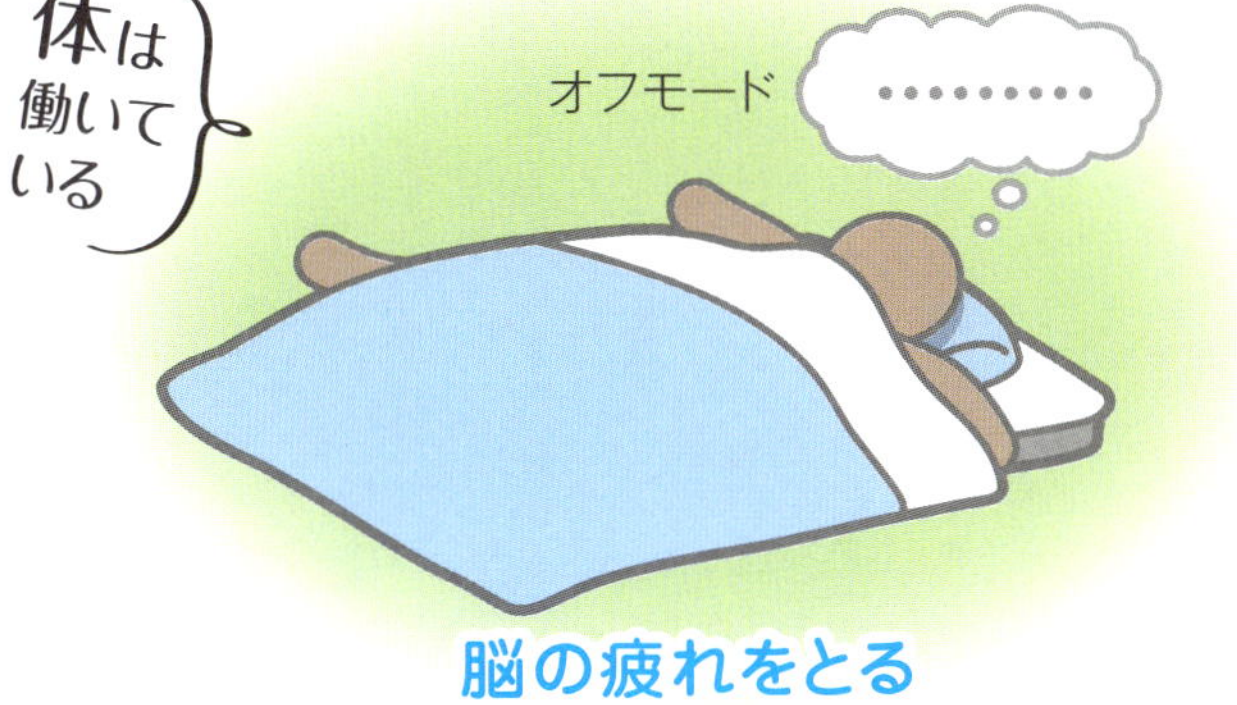
体は働いている
オフモード
………

脳の疲れをとる

深い眠り＝70分程度

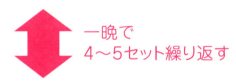

02 一流の睡眠は「体」と「心」の疲れをとります

質のよい睡眠というのは、レム睡眠で肉体の疲れをとり、ノンレム睡眠で脳の疲れをとることで得られます。

ただし、一晩に1セットだけでは十分な疲れはとれません。やはり、**4～5セットはとることが必要**でしょう。

かつて私たちが受験生のころは「四当五落」といわれていました。睡眠時間が4時間の人は合格し、5時間の人は落ちるという意味です。

睡眠時間4時間では1セット90分のレム睡眠とノンレム睡眠が3回弱しかとれません。これでは、脳も体も十分な休養がとれず、次のステップへ進める回復状態へ戻っていません。すると疲労が少しずつ蓄積し、やがては「慢性疲労」状態に陥ってしまいます。

これは、脳についても、体についてもいえることです。

いま、私の睡眠時間は6～7時間半ほどです。まさに、レム睡眠とノンレム睡眠の4～5セットにあたります。

経験上、記憶力が定着するのに、このくらいが適切な睡眠時間だと思っています。

睡眠時間を削って学ぶというのは、百害あって一利なしです。**しっかり眠ることこそが、記憶力強化と10歳若返るための最低条件**と言ってよいでしょう。

ベストの睡眠時間とは?

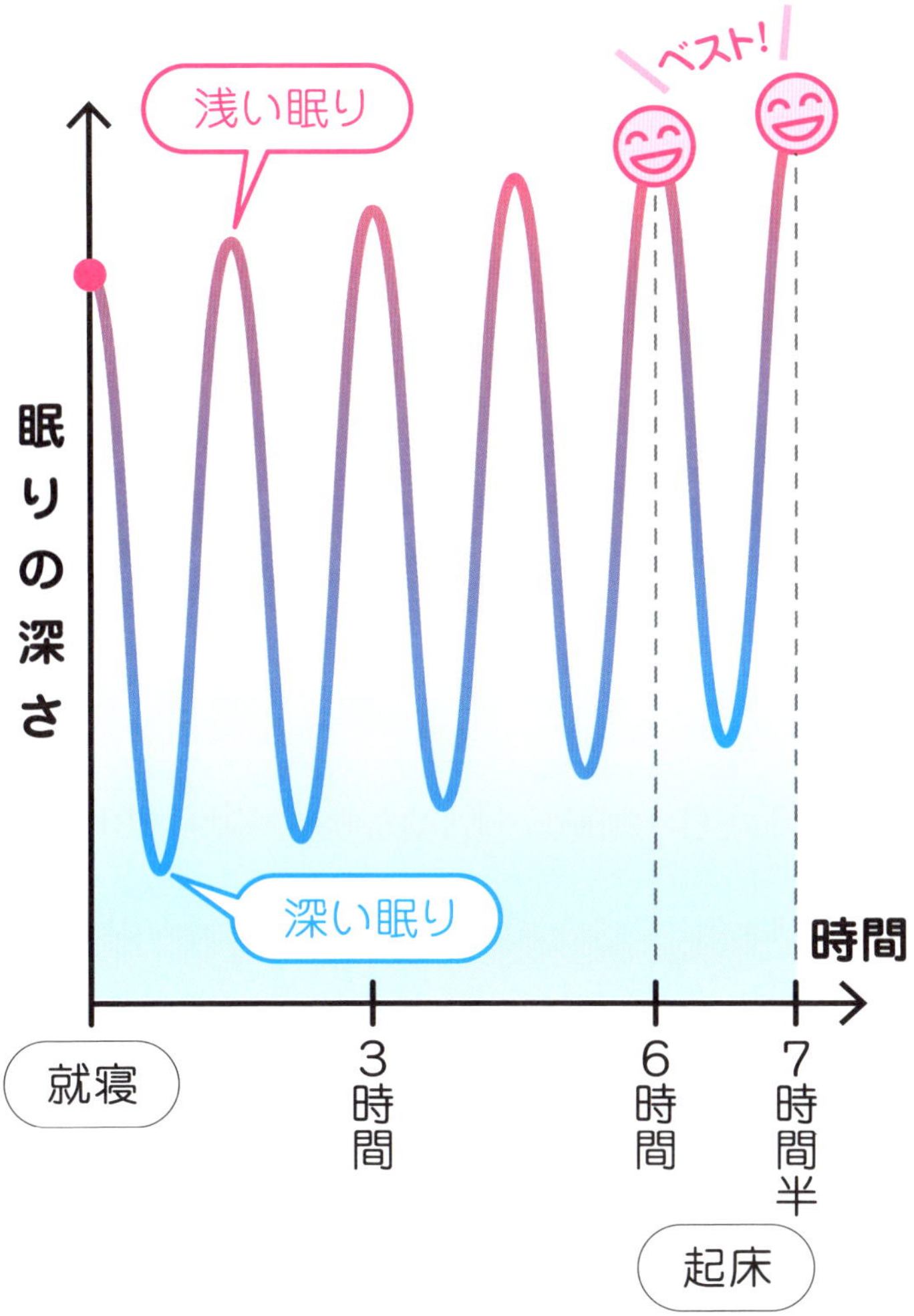

6～7時間半の睡眠がベスト!

03 夢はじつは「記憶の工場」だったのです

なぜ私たちは、夢を見るのでしょうか？

レム睡眠のとき、脳はものすごい集中力で昔の記憶をたぐり、再生しているからです。これが「夢」として現れます。

最新の脳科学では、「**夢とは記憶の再生である**」と考えられています。

睡眠中の脳のなかでは、本来はまったく関係のない情報がつなぎ合わされます。夢の内容がしばしば非現実的なものになってしまうのは、このためです。

そもそも脳がこのような不思議な作業をしているのには、2つの目的があります。

それは「**情報の整理**」と「**記憶の強化**」です。

夢を見ているとき、脳は、すでに記憶に定着している古い情報と、頭に入ったばかりの新しい情報とをランダムにつなぎ合わせています。そうやって、その情報がどんな種類の情報なのかを照合していくわけです。

膨大な量の情報を整理しながら、長期記憶として保存すべきは保存して、消去してもかまわないものは消去する。そうして記憶を厳選して、記憶の定着を強化しているのです。

夢を見ているとき、脳はなにをしている？

情報の整理

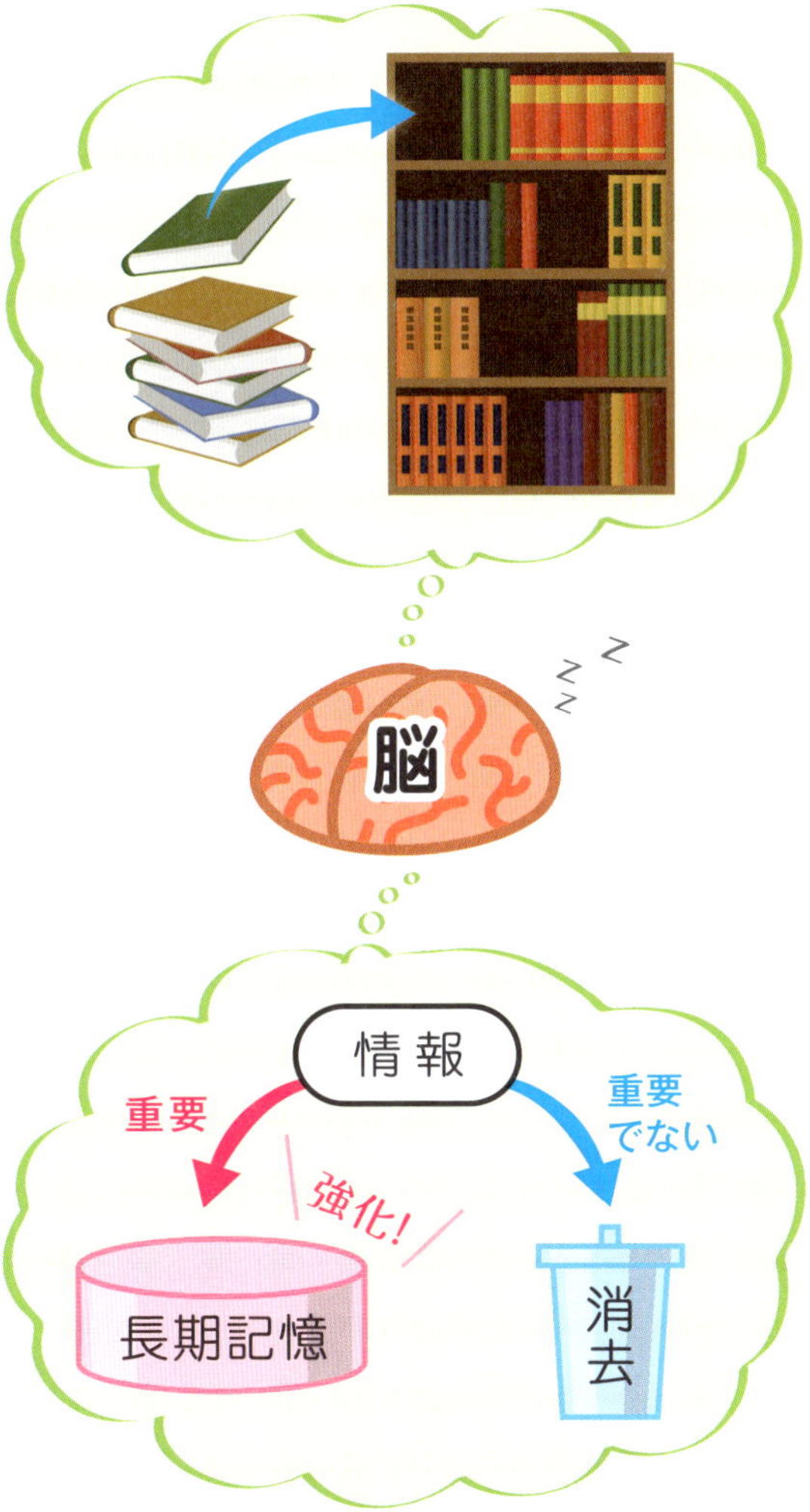

記憶の強化

夢とは「記憶の再生」

04 「眠りながら考える」法

十分な睡眠は、記憶力だけでなく、「ひらめき」ももたらしてくれます。

2004年、科学誌『ネイチャー』に興味深い研究結果が発表されました。

研究チームはまず被験者66人に、数学的な「ひらめき」を必要とするパズル（数列の問題）を解かせました。

次に、パズルが解けなかった人たちだけを集めて、3つのグループに分け、左図のようにグループごとに異なる行動をしてもらいました。そして8時間後、パズルに再チャレンジしてもらったのです。

その結果、8時間の睡眠をとった人たち（グループC）は、睡眠をとらなかった人たち（グループAとB）とくらべて、**3倍近い割合でパズルを解けました。**

その理由を、研究チームは次のように推測しています。「眠る前に与えられたパズルの問題は、睡眠中に新しい記憶として整理され、脳に刻み込まれていく。そして、レム睡眠中に情報が整理され、過去に記憶していたさまざまな知識と出合う。この作用によって、**起きているときには思いもつかなかった〝ひらめき〟**を導き出したのではないか」というわけです。

十分な睡眠は、「ひらめき」をもたらす！

ドイツのリューベック大学
ヤン・ボーン博士が行なった研究

66人にパズルを解かせる。
次に、問題が解けなかった人たちを
3グループに分け、再チャレンジさせた。

朝、パズルを見せ、
8時間
考えてもらう。

グループA

夜、パズルを見せ、
寝ずに8時間
考えてもらう。

グループB

夜、パズルを見せ、
8時間眠った後に
考えてもらう。

グループC

グループA、BよりCのほうが
正解率が3倍高い！

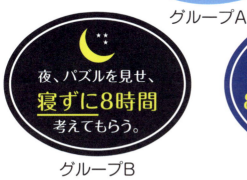

05 「体内時計の調整」が明暗を分けます

脳の働きを活性化し、10歳若返るためにはまず、スッキリと目覚め、起きているときに頭をクリアにする。そして、眠るときにしっかり眠る。このようにして**「体内時計」をきちんと守ることが大切**です。

一般の時計が電池で動くように、体内時計もある動力源によって動いています。それが「メラトニン」という脳内ホルモンです。別名「**睡眠ホルモン**」とも呼ばれています。

その名のとおり、**メラトニンが脳から分泌されると、私たちはグッスリと眠ることができます**。質のいい睡眠がとれれば、朝の目覚めもよくなります。

こうして、体によい循環が生み出され、体内時計が狂わずに動いていくのです。

メラトニンは、日中、とくに朝方に太陽光を浴びることによってつくられ、夜になって周囲が暗くなると脳内に分泌されます。

つまり、**体内時計を維持しようと思ったら、太陽の光をきちんと浴びる**習慣をつけなくてはいけません。

朝、目覚めたらベランダや庭に出て太陽の光を全身で浴びましょう。しっかり眠るための準備が整います。

快眠のカギ「メラトニン」を増やす法

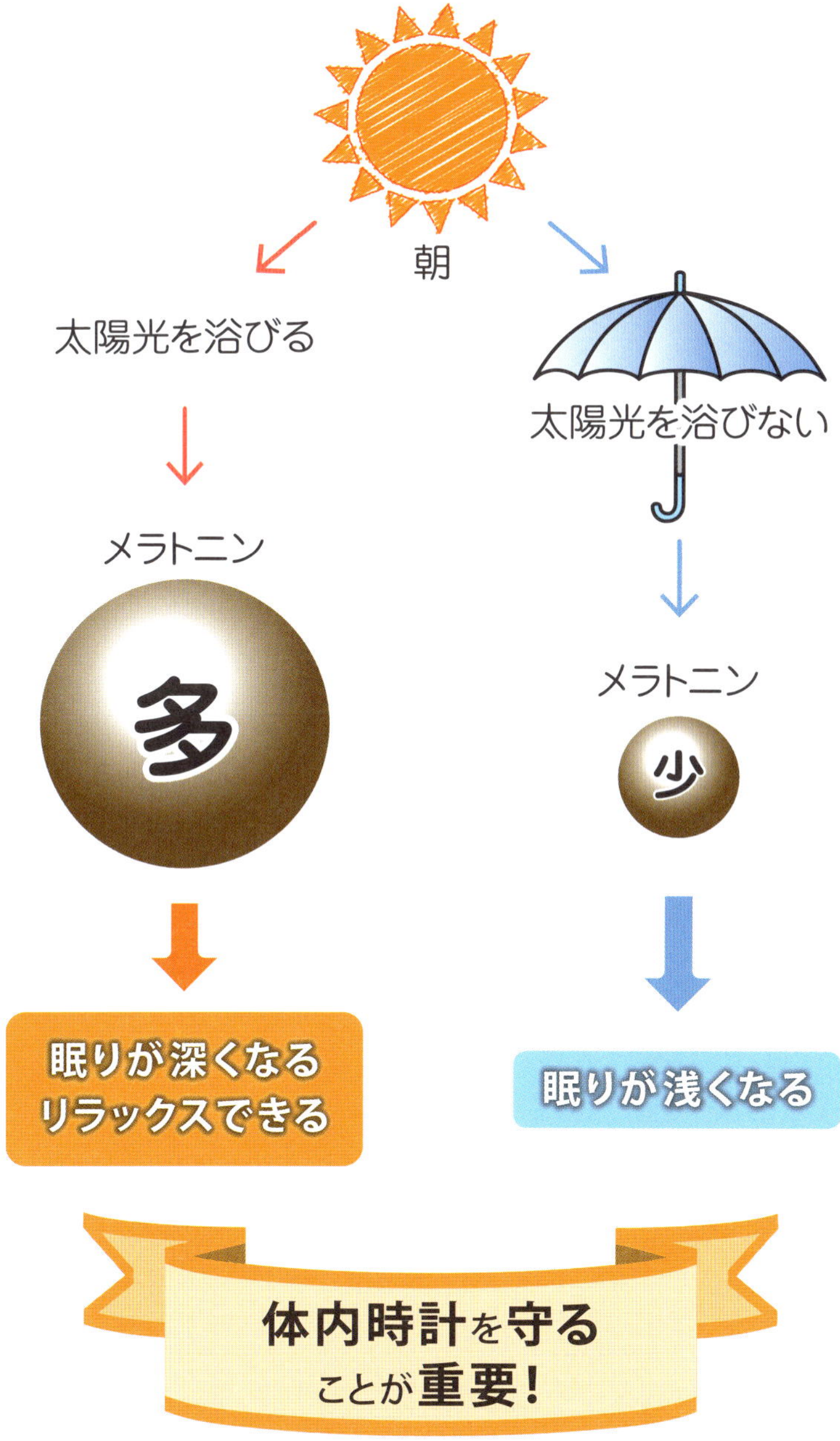

06 「寝る前30分間の学び」があなたの脳を強くします！

「ひらめき」は、寝ている間にやってきます。

その「ひらめき」の大きな役割を担っているのは、1章でも紹介したように「海馬」です。

睡眠中、脳には新しい情報が一切入ってきません。そのため**海馬は、すでに入力された記憶の整理と再生作業に100％集中**できます。

これは私の長年の経験から得た結論です。

その結論に基づいて私が実行しているのが、ベッドの上でもできる「寝る前30分間の学び」と「寝る前1分間の復習」です。

「寝る前30分間の学び」のキーワードは「軽く・浅く・広く」です。たとえば、読書をするとしましょう。

「軽く」とは、肩の力を抜き、軽い気持ちで取り組むことです。

「浅く」とは、じっくりと理解できるまで読み込まずに、興味を持っている事柄だけに目をとめるくらいが丁度いいということです。

「広く」とは、ざっと全体に目を通すことです。

つまり、全体を流し読みしながら、興味を持っているところに目をとめる「いいとこ取り」がポイントです。

「寝る前30分間の学び」のすすめ

寝る直前に学ぶと効率的!

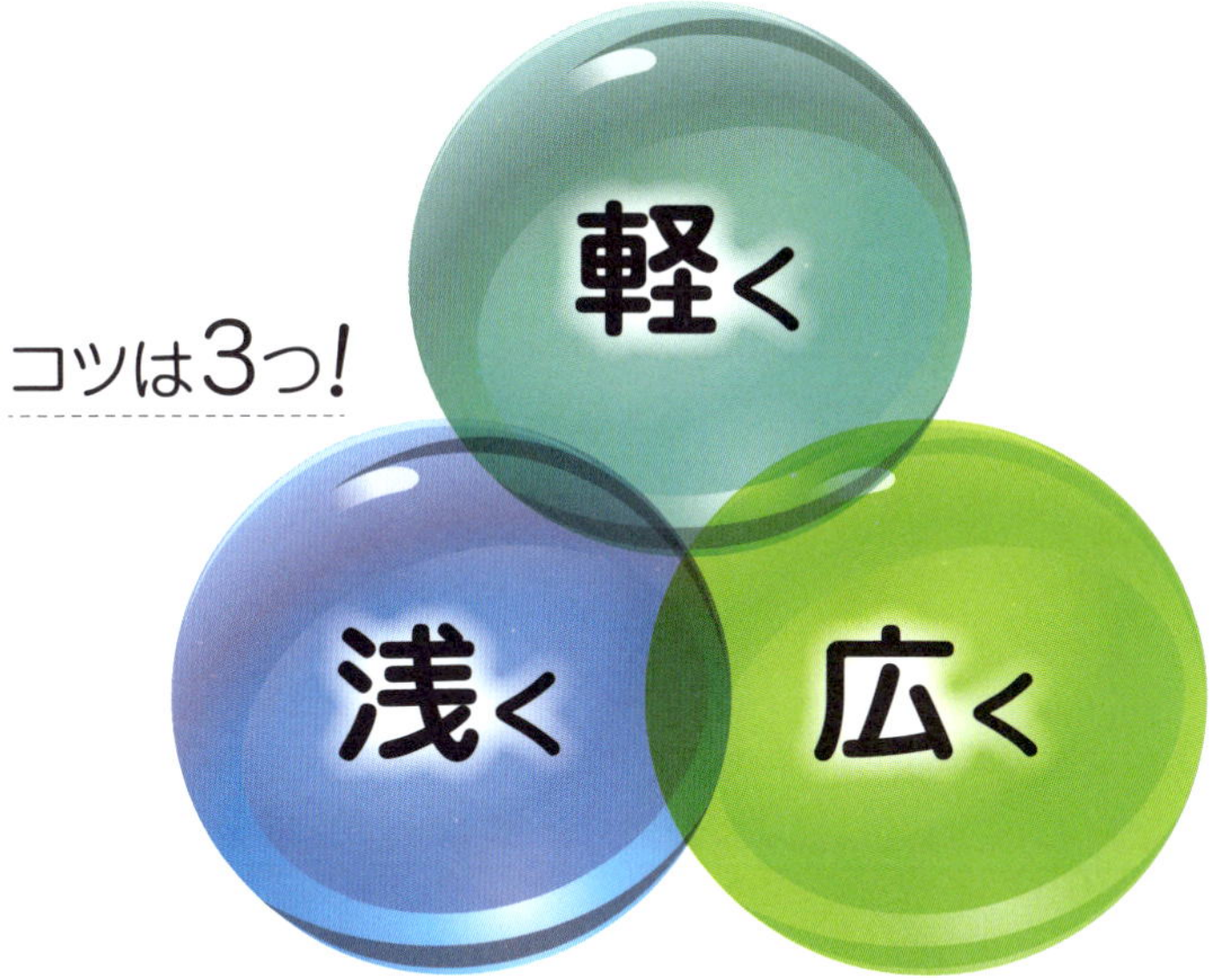

読書をする場合

1. 肩の力を抜き、軽い気持ちで!
2. 興味がある事柄だけ!
3. ざっと全体に目を通す!

07 寝る前1分は「小・略・短」がコツ！

寝る時間が迫ってきたら、**「寝る前1分間の復習」**をします。

そのキーワードは「小・略・短」です。

「小」とは、**あまり大げさなことはしない**ということ。小さな勉強、小さな読書、小さな復習、小さなチェックに限定します。

「略」とは、なにをやるにしても省略型でいこうということです。全部覚えようとしないで、**「大事なところを少しだけ」覚える**という姿勢を保ちます。

「短」は、**短い時間にとどめる**ことです。「ついつい長時間になってしまった」とならないように気をつけなければなりません。

復習時間の目標は、あくまで1分間です。

失敗しがちなのは、わからない部分が出てきたときです。寝る直前に真剣になって深追いの勉強をすると、アドレナリン（交感神経を興奮させる神経伝達物質）が分泌されて、眠れなくなってしまうからです。たとえ寝られたとしても、悪い夢を見ることがあります。

わからない部分はメモに残し、翌日の昼間にあらためて調べるようにしましょう。

「寝る前1分間の復習」のすすめ

寝る直前にすると効果的!

コツは3つ!

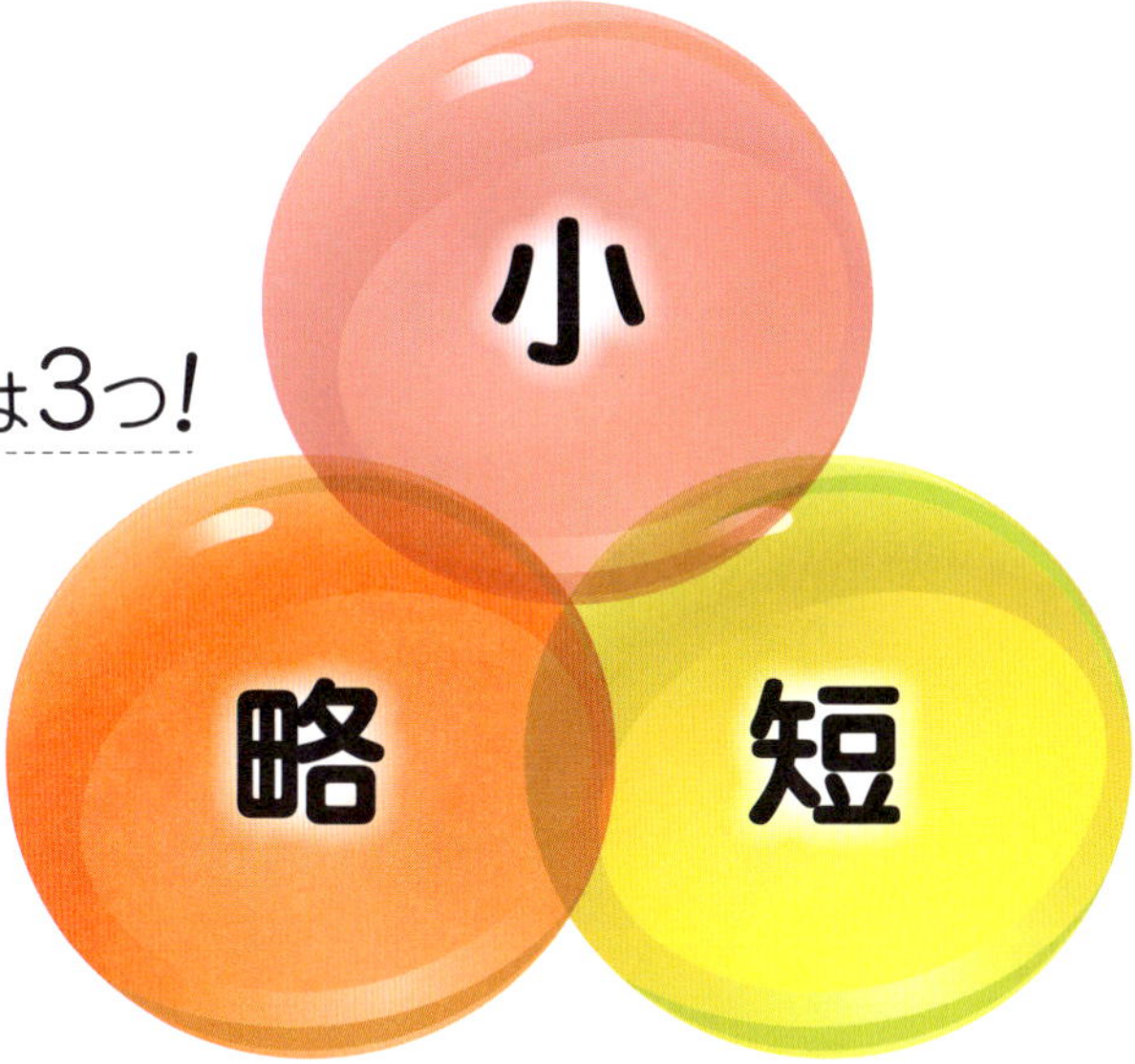

1分間でやるのがルール

1. 大げさなことはしない!
2. 大事なところを少しだけ覚える!
3. 短い時間にとどめる!

08 驚くほど記憶力をアップさせる「魔法の7つ道具」

私は毎晩、枕元につぎの7つを用意しています。

①ナイトスタンド

文字を明るく照らし、読みやすくするためです。

②ノートとメモ帳

ふと浮かんだアイデアをメモするのに使います。加えて必ず用意しているのが、白紙のメモ帳です。

③3色ボールペン

思いついたアイデアを書きとめるためのもの。

④ボイスレコーダー

書くのが面倒な場合に、声で吹き込むために用意しています。録音機能つきの携帯電話でもかまいません。

⑤辞書（電子辞書）

わからない用語や、あやふやな言葉があったら、その都度、辞書を引いて理解しましょう。

⑥手帳と日記帳

その日の出来事をまとめたり、翌日の予定を確認したりするためなので薄い手帳でも十分です。

⑦小型ラジオ

「ながら聴き」ができるので愛用しています。テレビと違って、光の刺激で眠れなくなる心配もいりません。

枕元に常備したい「7つ道具」

①ナイトスタンド

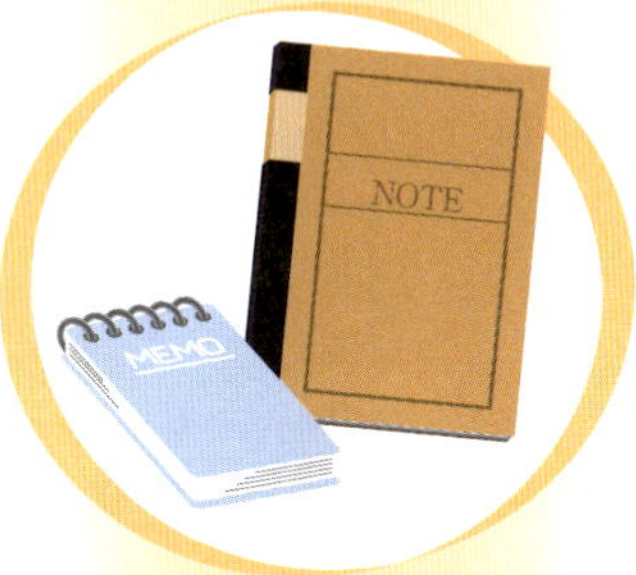

②ノートとメモ帳

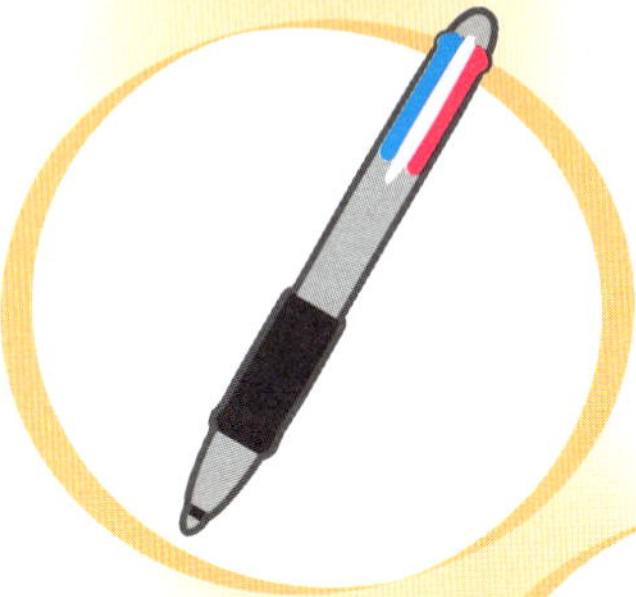

③3色ボールペン

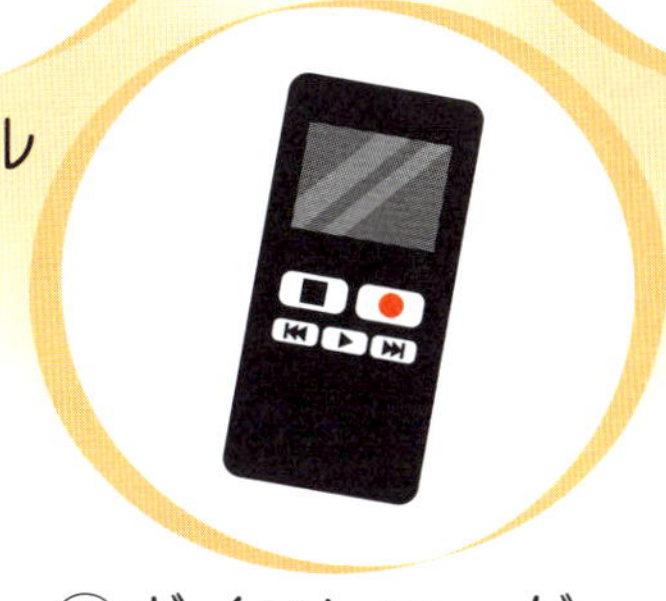

④ボイスレコーダー

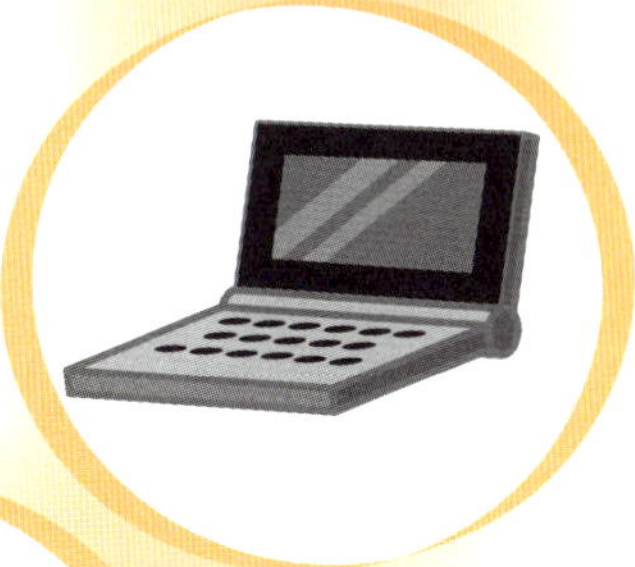

⑤辞書
（電子辞書）

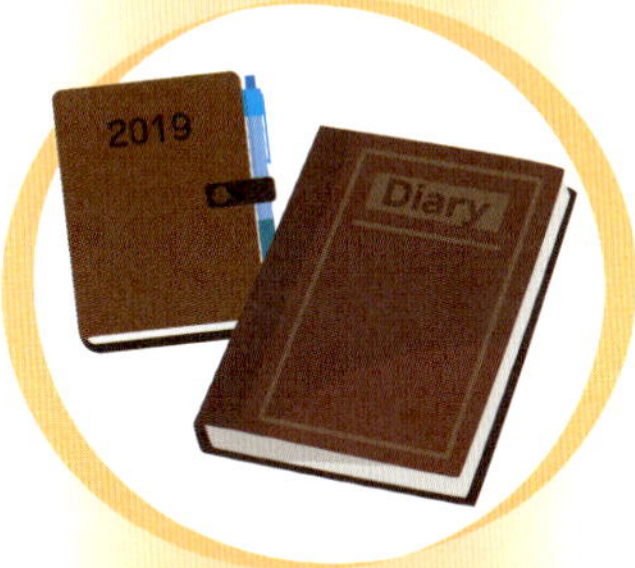

⑥手帳と日記帳

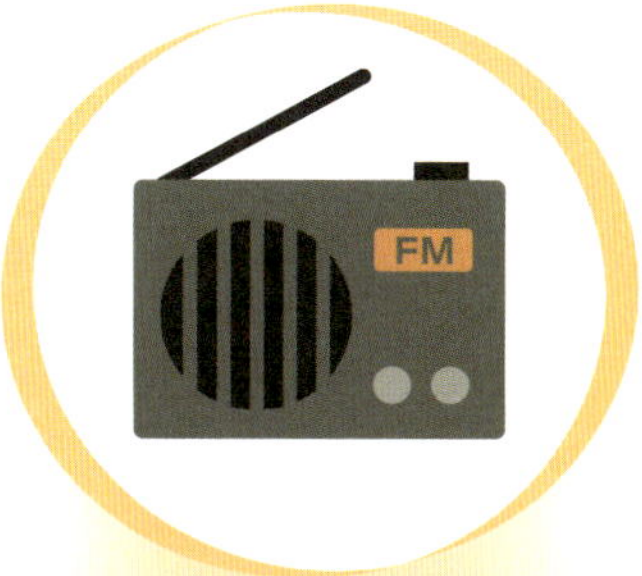

⑦小型ラジオ

09 「起きた後1分」にまず、朝の光と空気を取り込もう

朝起きたら、テレビや新聞を見る前に、すべきことが2つあります。

まず1つは、**窓を開けて、朝の空気を部屋に取り込む**ことです。朝、太陽の光を見る大切さは、すでに触れました。体内時計を整える脳内ホルモンであるメラトニンを、きちんと分泌させるためです。

そしてぜひ、窓を開けて朝の新鮮な空気を取り入れましょう。というのも、朝の寝室には二酸化炭素が充満しているからです。

私たちは寝ている間ずっと、呼吸をして二酸化炭素を排出し続けています。しかも、閉めきった寝室に何時間もいるのですから、部屋の二酸化炭素の濃度はかなり高くなっています。そして、それに反比例して酸素濃度は下がっています。

つまり、**脳は酸欠状態になっている**のです。

これでは、頭が朝から十分に働きません。もしかすると、「毎朝、起きると体がだるい」という原因の1つは、ここにあるのかもしれません。

そんな状態を打破するために、窓を開けて酸素を室内に入れましょう。

「起床後1分」で脳を目覚めさせる

起床後すぐにやること

① カーテンを開けて、**朝の光**を取り込む。

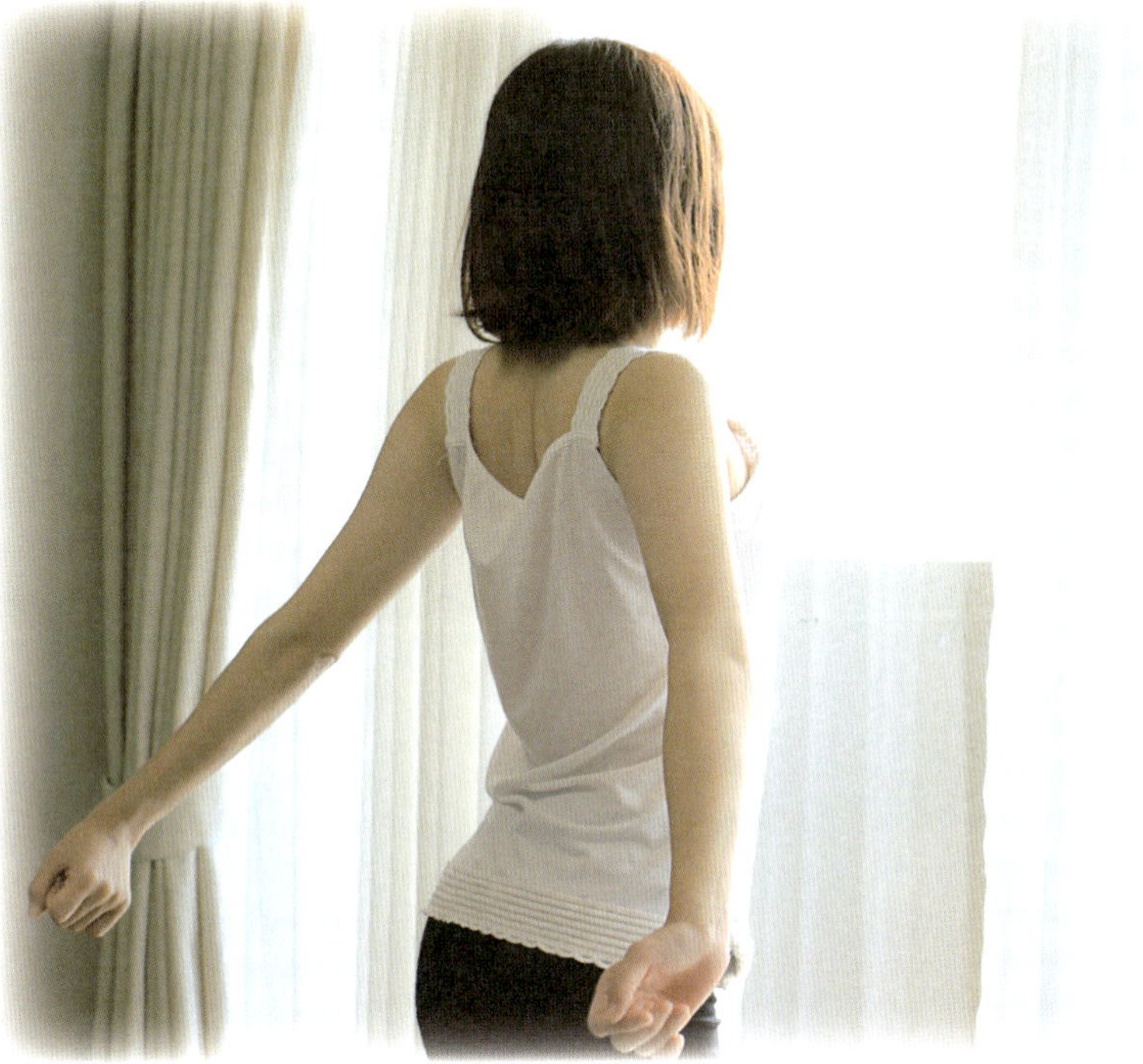

② 窓を開けて、**新鮮な空気**を取り入れる。

朝の寝室には二酸化炭素が充満

脳は酸欠状態

10「寝る前1分」で覚えたことを思い出そう

朝起きて窓を開けたらもう1つ、やるべきことは、前夜の復習です。

「寝る前1分間の復習」でやったことを、朝起き抜けの1分間でチェックします。

忘れていることがあっても心配はいりません。枕元にはノートやメモ帳があるはずです。それを見て思い出しましょう。

もう一度言いますが、この復習は、テレビや新聞などを見る前にしなくては意味がありません。

その理由を説明しましょう。

あえて海馬を擬人化してみるならば、「古い記憶の整理・再生は飽きた。そろそろ新鮮な情報がほしい」と感じているころ。

つまり、**新しい情報に対して飢えている状態**です。

いわば、海馬は「真っ白なキャンバス」状態。これから入ってくる情報によって、いかようにも色を塗ることができるのです。ここがチャンスです!

よけいな情報を取り入れる前に、前夜の「寝る前1分」で復習した最重要ポイントを、真っ先に脳に送り込んでしまいましょう。

「朝1分」が人生を変える!

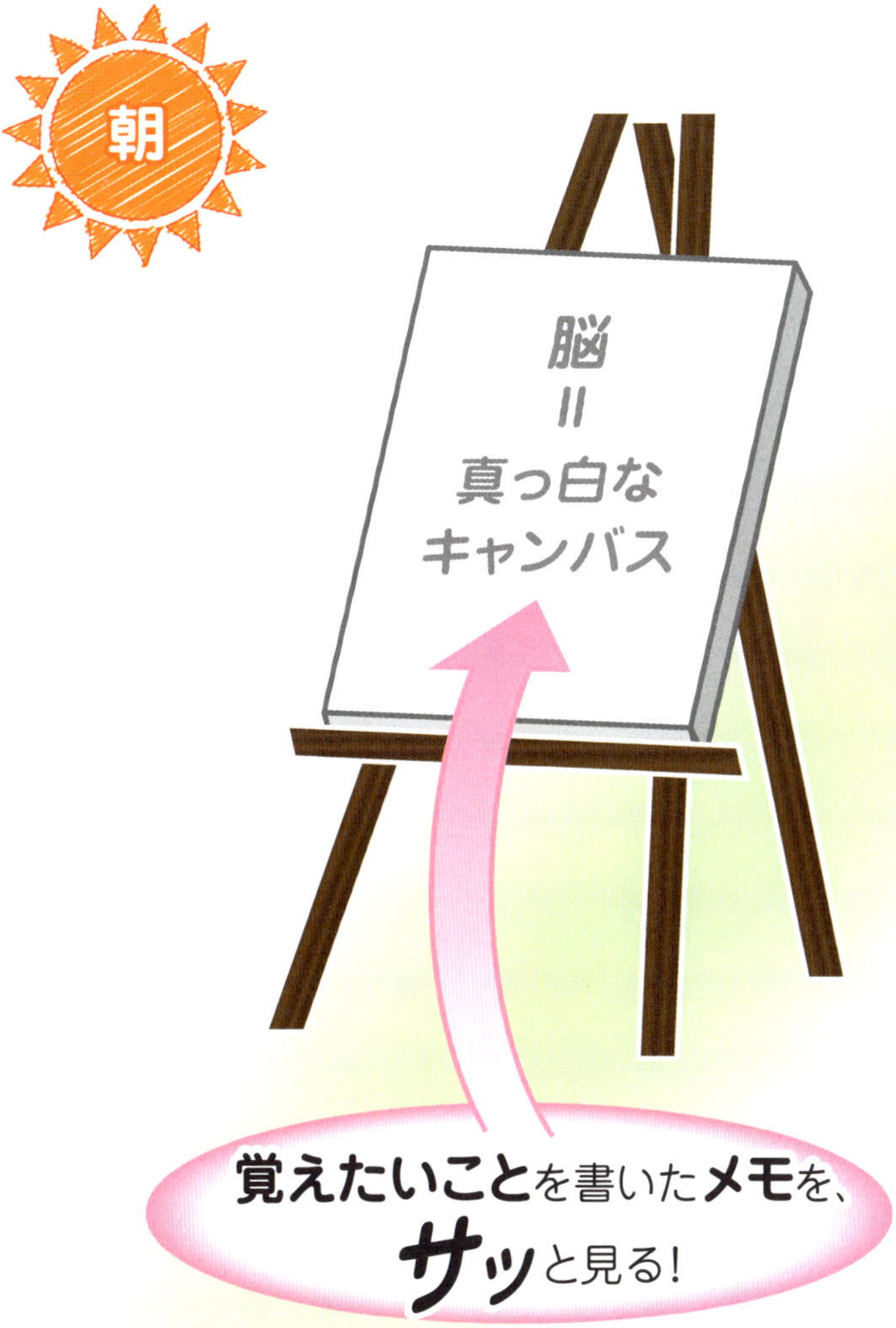
朝
脳
=
真っ白な
キャンバス
覚えたいことを書いたメモを、
サッと見る!

頭が新鮮なうちに

復習しよう!

孤独な時間こそ、賢者の時間

ベストセラー漫画『静かなるドン』で知られる漫画家の新田たつおさんは、「アイデアが浮かぶのは、ボーッとしているときですね」と語り、これを「**放心力**」と名づけています（東京新聞「コンパス」欄　２０１５年4月10日）。

「放心力」の重要性は、古くは古代ギリシャの数学者アルキメデスの故事に見ることができます。

彼の脳に、アルキメデスの原理（物体を液体に沈めると、その物体は押しのけた液体の重さと等しい浮力を持つという法則）がひらめいたのは、風呂に入って頭を休めているときのこと。まさに「放心」しているそのときだったのです。

彼は喜びのあまり、「わかったぞ！」と叫んで、裸のまま町を走りまわったというのは有名な話です。

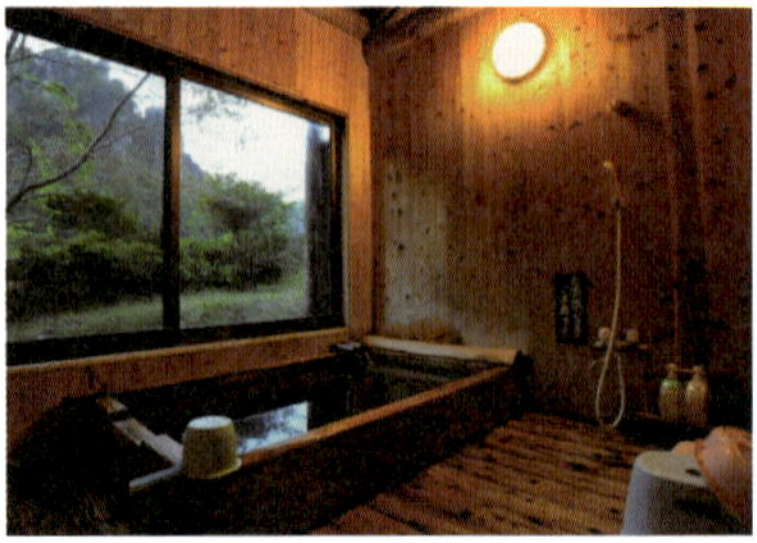

頭が疲れたら適度に休息をはさみ、脳の疲労回復を図りましょう。

脳は前にも増して活発に働いてくれます。

6章

いますぐ使える「実用的な記憶法」

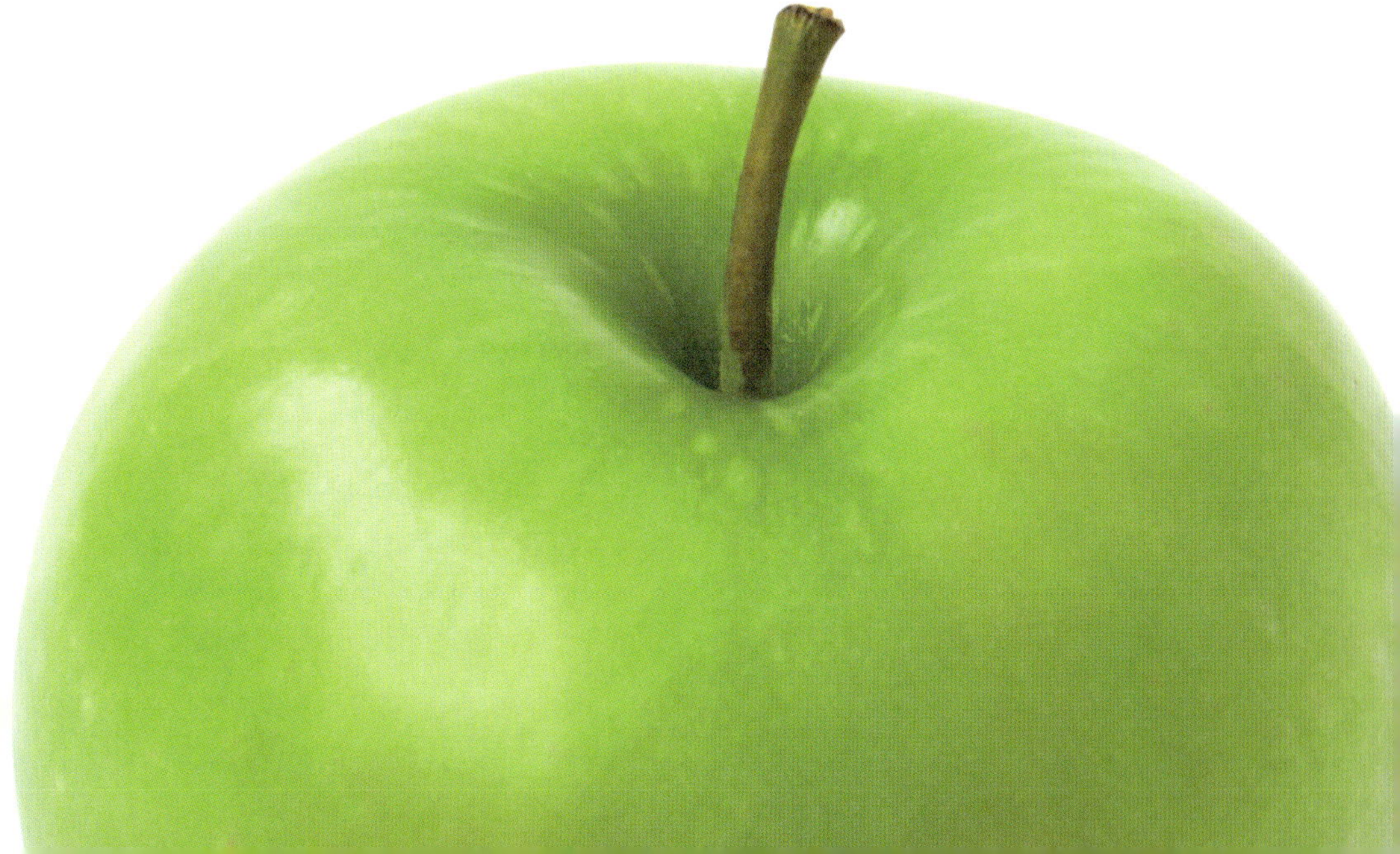

01 頭文字から思い出す「頭出し記憶法」

脈絡《みゃくらく》もなく羅列された品名を、覚えなければならないときがあります。たとえば、次のような場面です。

奥さん：「帰りに駅前のスーパーで買ってきてほしいものがあるの。ほうれん草、れんこん、大豆、ガーリック、まいたけ、けんちん汁の素をお願い！」

あなた：「いいよ」

日常的によく耳にする会話ですね。

何度も確認して覚えたつもりが、つい買い忘れてしまい、帰宅すると、「1つ忘れているじゃない！」と、奥さんに責められることもしばしば……。

こんな小さな夫婦ゲンカを避ける方法が、**頭文字で覚える「頭出し記憶法」**です。やり方は左図のとおり。

奥さんが頼んだ品物の頭文字を続けて読んでみると、「ほれたが負け」になるではありませんか！

これで、何十年も前の、ほろ苦い思い出にひたれるとともに、頼まれごとにもパーフェクトに応えられるわけです。なんて、この例は私が冗談まじりにつくったものですが、「頭出し記憶法」は、暮らしのあらゆる部分で十分に役立ってくれることでしょう。

「あれを買うの忘れた!」がなくなります!

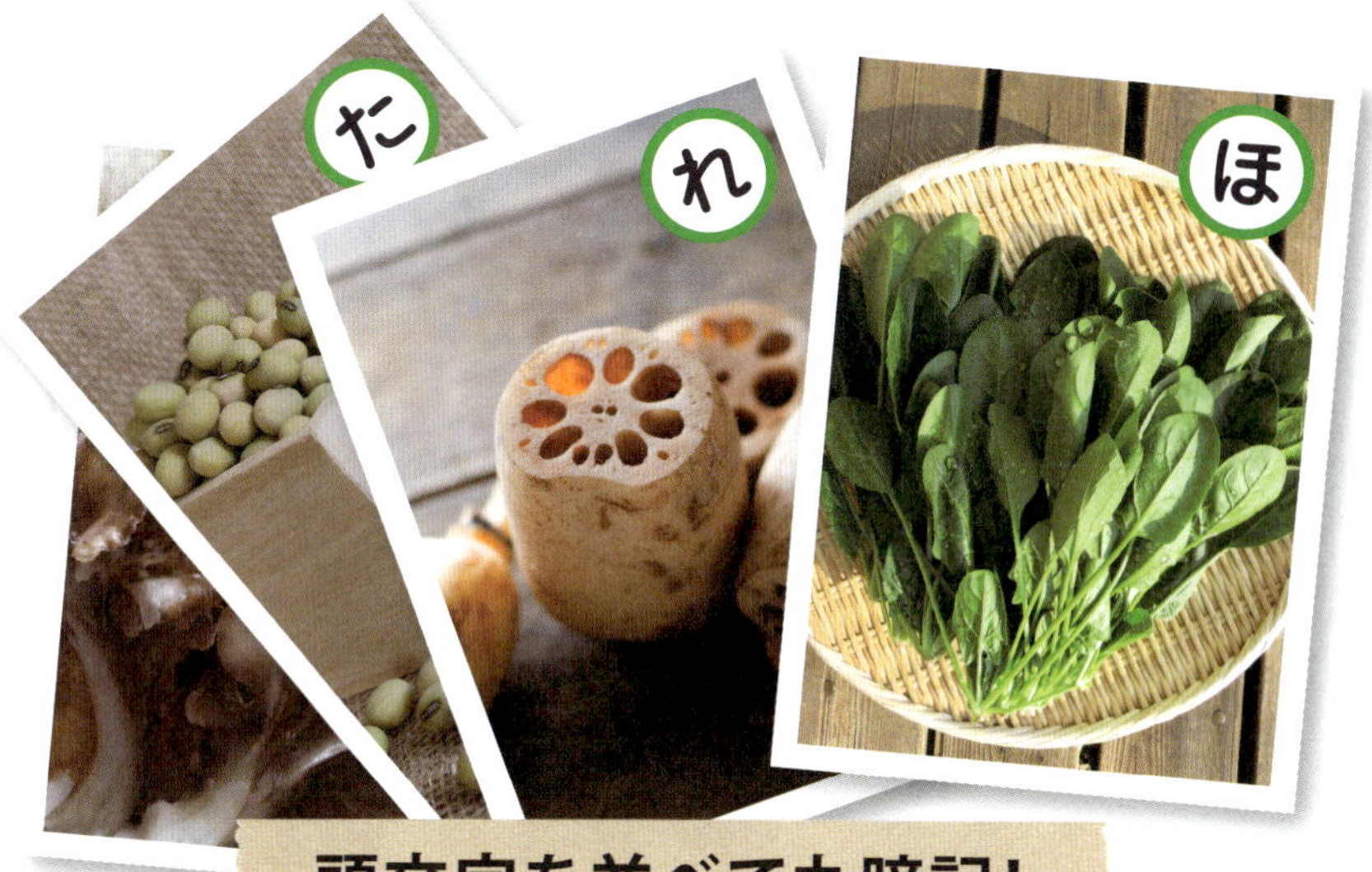

頭文字を並べて丸暗記!

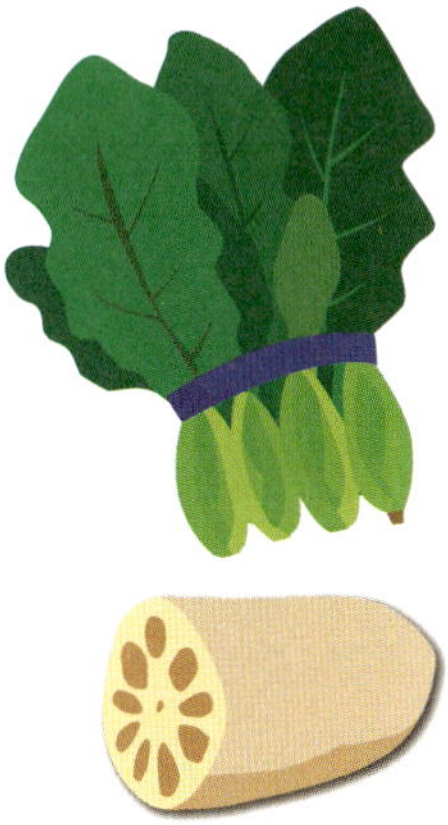

ほ（ほうれん草）

れ（れんこん）

た（大豆）

が（ガーリック）

ま（まいたけ）

け（けんちん汁の素）

↓

「ほれたが負け」

02

もの忘れが激減する「フック記憶法」

記憶法の起源は古代ギリシャ時代にまでさかのぼります。それを物語る、こんな興味深い話が残されています。

あるとき、宴会場の屋根が突然落ちて、中に居たほとんどの人が亡くなるという大惨事が起きました。

そのとき、会場の外に出ていて命拾いをした詩人のシモニデスが身元確認に協力したいと名乗りを上げ、出席者の名前を1人ずつ口にしていきました。なんと、そらで言ってのけたのです。

彼はなぜ、そんなことができたのでしょうか？

それは、各人が座った席と、その人の名前を結びつけて覚えていたからです。

シモニデスが使ったのは「**フック記憶法**」です。

「ある特定の順番を持っているもの」と「覚えようとしているもの」を結びつけて記憶する方法をいいます。

特定の順番を持っているものとして、よく使われるのは「体の部位」です。

たとえば、5つの単語を覚えたいならば、それぞれを「頭髪、額、眉毛、鼻、口」といった5つの体の部位に対応させて覚えるのです。

この「フック記憶法」を一緒に練習してみましょう。

「フック記憶法」を試してみよう

買い物はこの5つ！

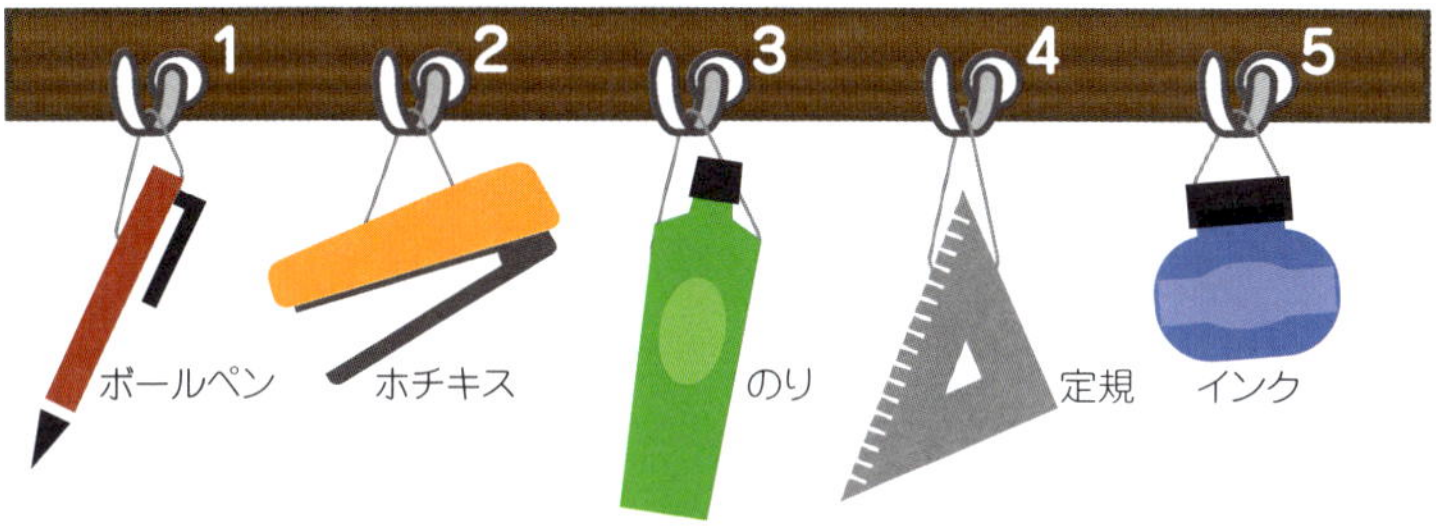

体の部位に対応させて覚えよう

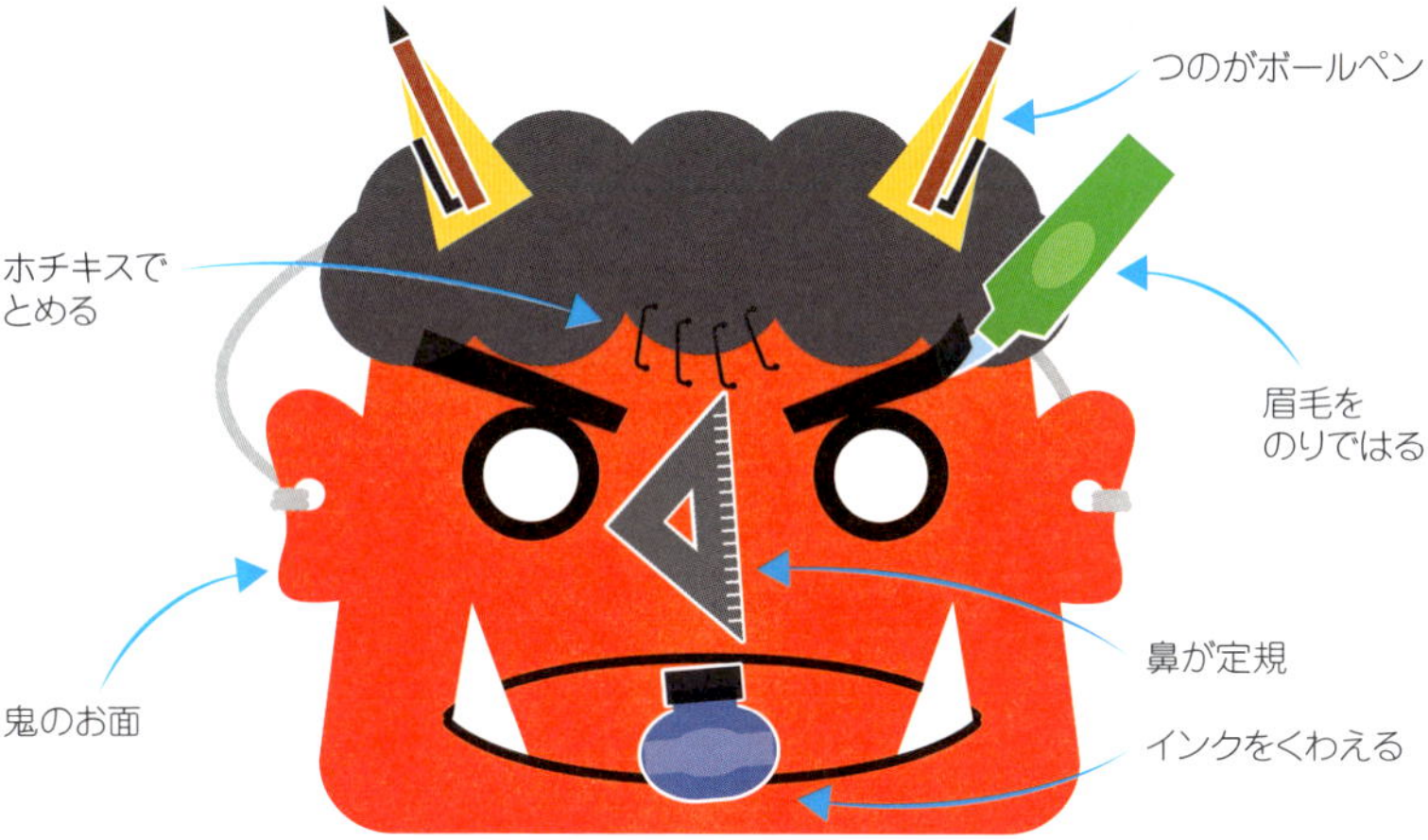

頭髪　「ボールペン2本」がつのになっている。
額　額と髪を「ホチキス」でとめる。
眉毛　眉毛を「のり」ではる。
鼻　鼻が「定規」になっている。
口　「インク」を口にくわえている。

03 今日からあなたの脳は、長い数字を一瞬で覚えられます

次の数字を、できるだけ早く覚えてください。そして覚えたら、数字を隠して別紙に書き出してみてください。

「２・２３６０６７９」

覚えるのに30秒かかった人もいれば、10秒たらずで覚えられた人、わずか５秒で覚えてしまった人もいるかもしれません。

30秒かかった人は、８つの数字をそのまま覚えたのでしょう。しかし、電話番号のように「２２３６」「０６７９」と、２つのグループに分けて、リズムをつけて覚えれば10秒で覚えられるでしょう。

５秒で覚えた人は、この数字の列を「富士山麓オウム鳴く」と読み替えて覚えたはず。５の平方根《へいほうこん》ですね。中学生のころ、数学の授業で習った語呂合わせです。これなら、１つ覚えるだけですみます。

つまり、**記憶力を高めるためには、できるだけ覚える数を少なくすればいい**のです。

この覚えるべきものの数を、心理学では「チャンク」といいます。つまり、チャンクとは「**脳が情報処理をする単位**」のことをさしています。このチャンクの数が少ないほど、覚えやすいというわけです。

長い数字・文字を「簡単に覚える」コツ

次のアルファベットを覚える場合

D O G C A T

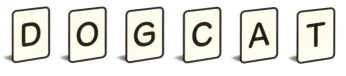

↓

「DOG」と「CAT」

2つの単語にすれば簡単！

長い数字を覚える場合

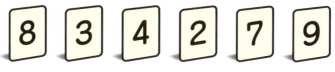

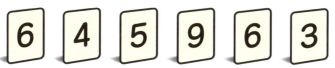

8 3 4 2 7 9
6 4 5 9 6 3

↓

「闇夜に鳴く虫ご苦労さん」と
読み替えれば簡単！

04 NPO、NGO……似ている言葉は「セットで覚える」！

新聞を読んでいて、ときに苛立たしくなることはありませんか？

「アルファベットの略語が多くて読みづらい！」

そんな嘆きをよく耳にします。横文字に対して、ある種の拒絶反応をしている人が多いのではないでしょうか。

それなのに、新聞を読んでいてもテレビを観ていても、やたらに横文字の略語が目に飛び込んできます。

「CEO」「COO」「NPO」「NGO」……。

さて、これをどのように覚えればよいのでしょうか？

結論から言えば、正攻法の記憶法が最適です。

つまり、**「語源」から覚えてしまう**のです。アルファベットだけを覚えようとするから難しいのであって、もとの意味を知って、語源から理解していけば、私のいう「自然記憶」の機能が働いて、それほど苦もなく覚えることができると思います。

そして、**似ている言葉は「セットで覚える」！**

とくに効果的なのは、2つの言葉をペアで覚える方法です。間違えやすい略語というのは、見た目が似通っていて、意味が異なるものが多いのです。

これを意識するだけで、略語はこわくなくなります。

略語は「文字」ではなく「意味」を覚える

似ている言葉はセットで覚える

CEO	Chief Exective Officer（企業の最高経営責任者）
COO	Chief Operating Officer（企業の最高執行責任者）

GNP	Gross National Product（国民総生産）
GDP	Gross Domestic Product（国内総生産）

NPO	Non-Profit Organization（非営利団体）
NGO	Non-Governmental Organization（非政府組織）

意味を理解すれば覚えやすい

05 1日に1つ覚えれば、1年後には365個！

テレビに登場する専門家やコメンテーターを見て、「なにも資料を見ないで、よくあれだけスラスラと名前や数字が出てくるものだ」と驚くことがあります。

でも、あの人たちだって、一度にすべてを覚えたわけではありません。

まず、あることに興味を持って、その興味を持った事柄を中心にして、少しずつ知識を増やしていったのです。

私たちも、それをマネしてみようではありませんか。

その方法は、けっして難しいものではありません。

まず、**興味を持った分野の「核」となる知識を身につけます**。言い換えれば、テーマの中心となる知識です。それを確実に頭にたたき込むのです。

それができたら、核となる知識に関連した内容で、2番目に大切な知識を仕入れます。それも身につけたら、今度は3番目に大切な情報を手に入れる。さらに、4番目、5番目と、**次々に知識を増殖していく**のです。

やがて、予想以上の「知識の塊」ができあがります。

その様子は、ちょうど雪だるまをつくる過程に似ています。そこで私は、この記憶法を「**雪だるま式記憶法**」と呼んでいます。

「雪だるま式」に記憶を増やす法

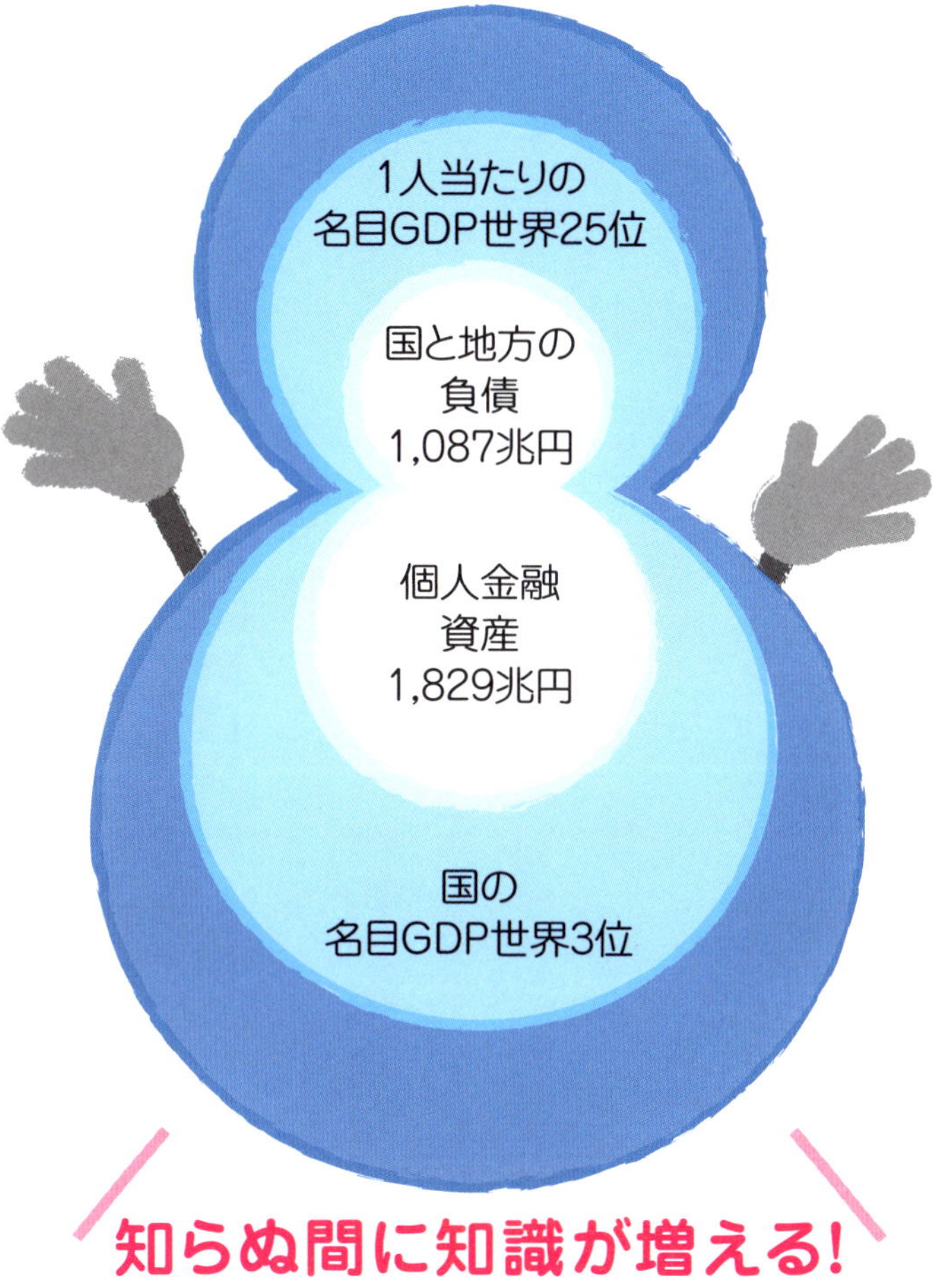

知らぬ間に知識が増える!

3日に1つ知識を増やせば

半年後には経済通!

06 世界一簡単な「人に話す」記憶術

いますぐにでも試せる、実用的な記憶法があります。

それは、他人から得た知識を、あたかも自分の経験から生まれた知識かのように誰かに話すことで、記憶として定着させるというもの。

その名はズバリ！**「受け売り記憶法」**です。

その利点は、**自分の知識の弱点に気づける**ことです。

仕入れた知識を、自分ではきちんと理解しているつもりでも、いざ他人に話してみたら、じつはあやふやだったと気づくことがあるでしょう。

弱点に気づけば、あやふやな部分を解消するために、もう一度本を読んだり、ネットで検索して、理解し直すことができます。この作業を繰り返すことによって、正しい知識が深まるのです。

また、知識は口に出せば出すほど、着実に記憶に定着していきます。なにかを身につけたいと思ったら、**自分が「先生」になってしまえばいい**——、これが「受け売り記憶法」の極意といえます。

他人から聞いた知識を使うからといって、遠慮はいりません。私たちが持っている知識のほとんどは、もとはといえば他人から教えてもらったものではありませんか。

「人に教える」ことで、記憶が強化される

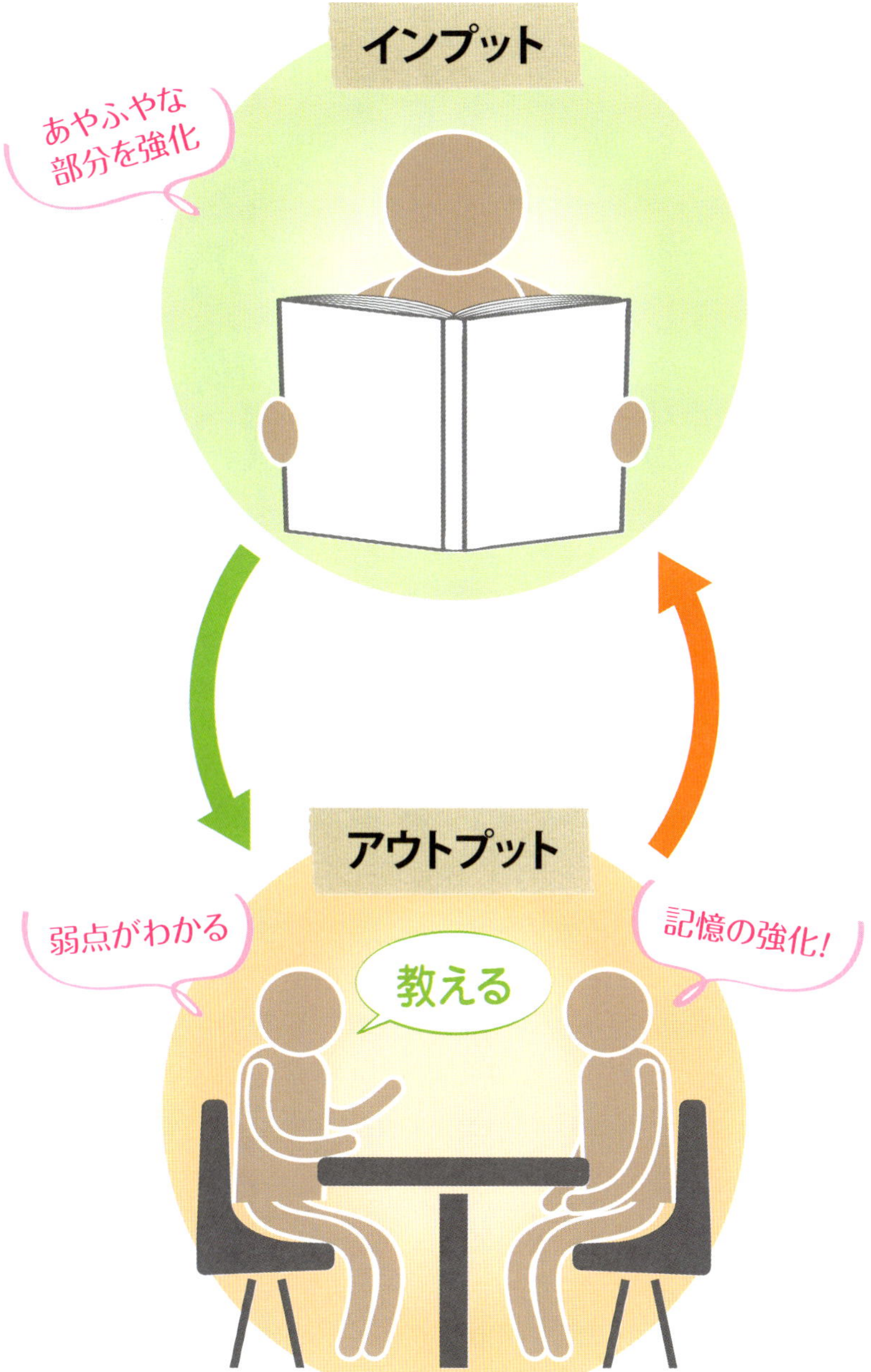

07 「印象の薄い人」は「印象の濃い人」に変換して覚えます

人の顔と名前を覚えることは、社会生活を円滑に送っていくうえで欠かせません。

それは、逆の立場になって考えればわかるでしょう。自分の顔と名前を覚えてもらった人は強く印象に残りますし、親近感や信頼感を抱きやすいものです。その人になにかあったときには、一肌脱いであげようという気になるかもしれません。

とくに、私のように年を重ねると、それがきっかけでつながる人脈が非常に多くなってきたと実感しています。**人の顔と名前を覚えることは、知識を得ることよりも格段に重要**だといえるでしょう。

しかし、人の顔と名前がなかなか覚えられない——。

会った人の顔はなんとか思い出せても、顔と名前を一致させることは難しいものです。よほど特徴のある名前や顔でなければ、なかなか印象に残りません。

それならば、発想を逆転！

目の前の人を、自分のなかで**「特徴のある印象的な人」に変えてしまえばいい**のです。

左図の5ステップで、初対面の人を「特徴ある印象的な人」として認識することができます。

初対面の人の顔と名前を覚えるコツ

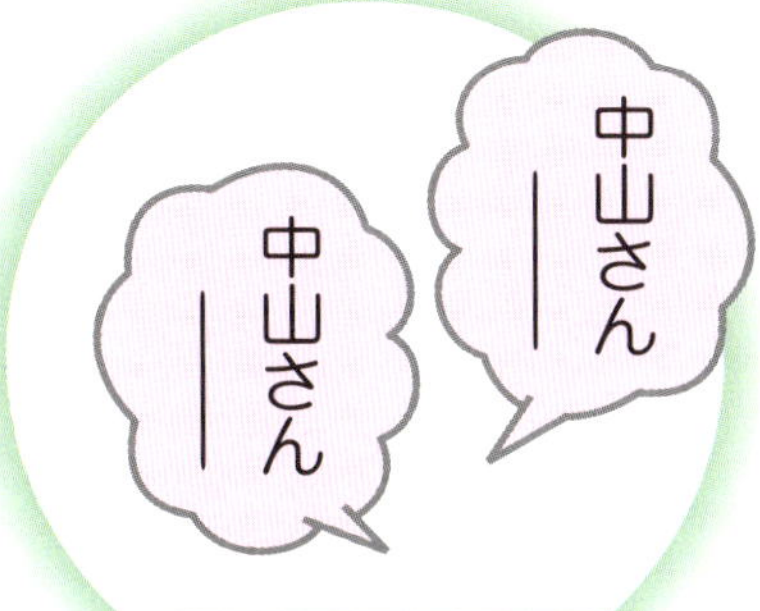

①名前を連呼

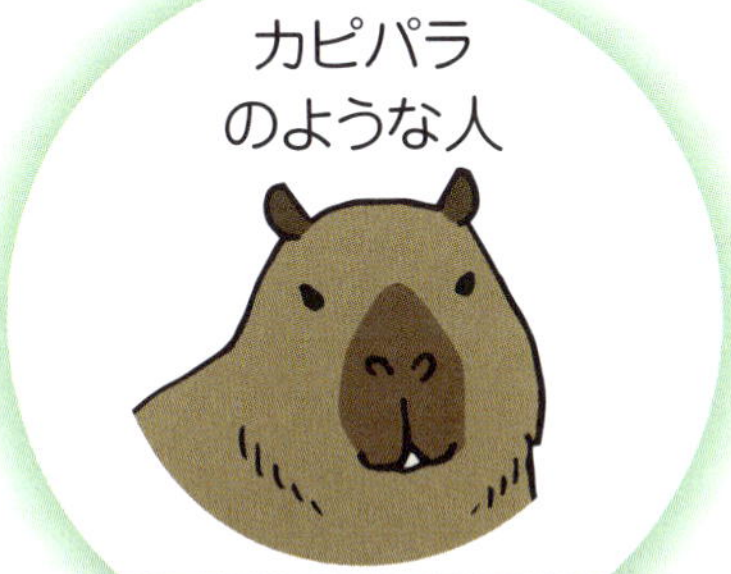

②印象をデフォルメ

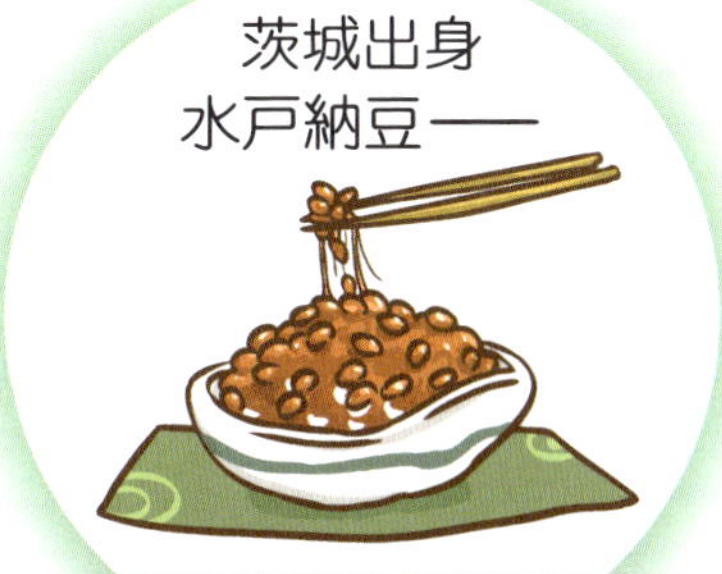

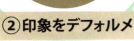

③ストーリーをつくる

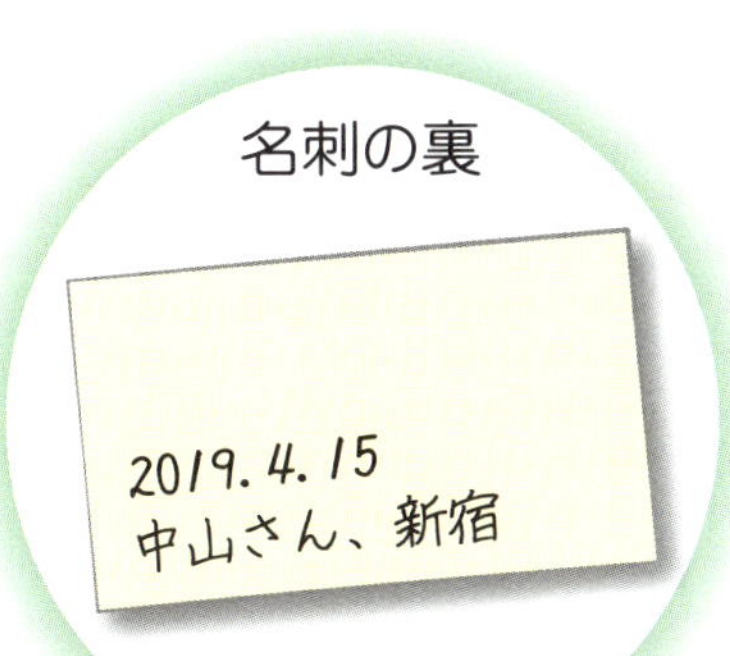

④日付、場所、特徴をメモ

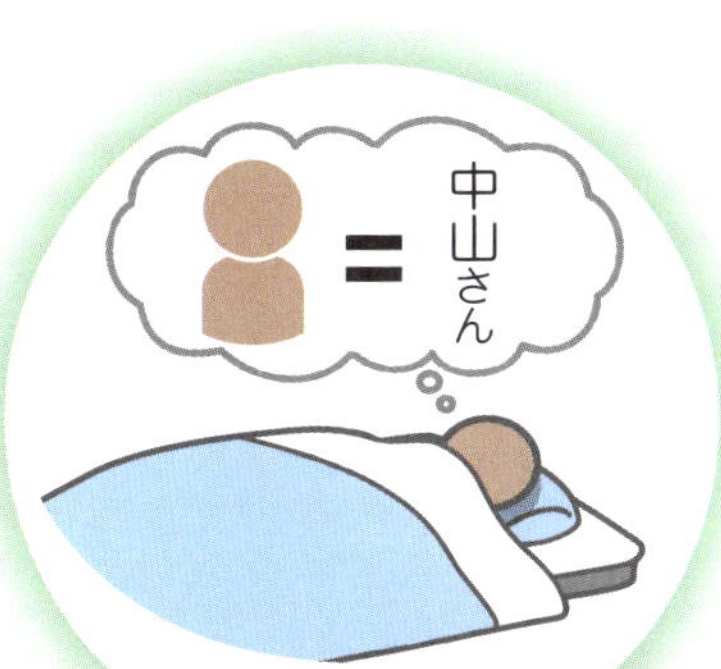

⑤寝る前に思い出す

08 手で書けば書くほど、脳は若返ります！

どうしても覚えたい内容は、**手で書くことが大切**。

学生時代に英単語を覚えたとき、単に目で文字を追っただけの場合と、口で発音した場合、さらには単語のつづりを手で書きながら覚えた場合、どれが最も効果があったか、覚えていますか？

私の経験では、書いて覚えた単語は、かなり時間が経っても覚えていられました。ところが、口で発音しただけの単語はなかなか覚えられず、ましてや、目で文字を追っただけの単語は、あっという間に忘却の彼方へ。

手で「文字」を書くという作業が大切なのです。

同じ手を使うにしても、パソコンのキーボードやスマホの入力のみでは、その単語を覚えることはできません。**手や指を動かすことは、認知症の予防や若返りにも効果が高い**ことが最近の研究でわかってきました。

大切なのは、いつも同じような動かし方をするのではなく、少しずつ新しい動きを加えることです。

新しい刺激が脳に伝わり、活性化します。

文字を書くという行為は、簡単にできて、理想的な手や指の動かし方だといえます。**文字を書くときに、いつも同じ動きはしない**からです。

大事なことは「手書き」で覚える

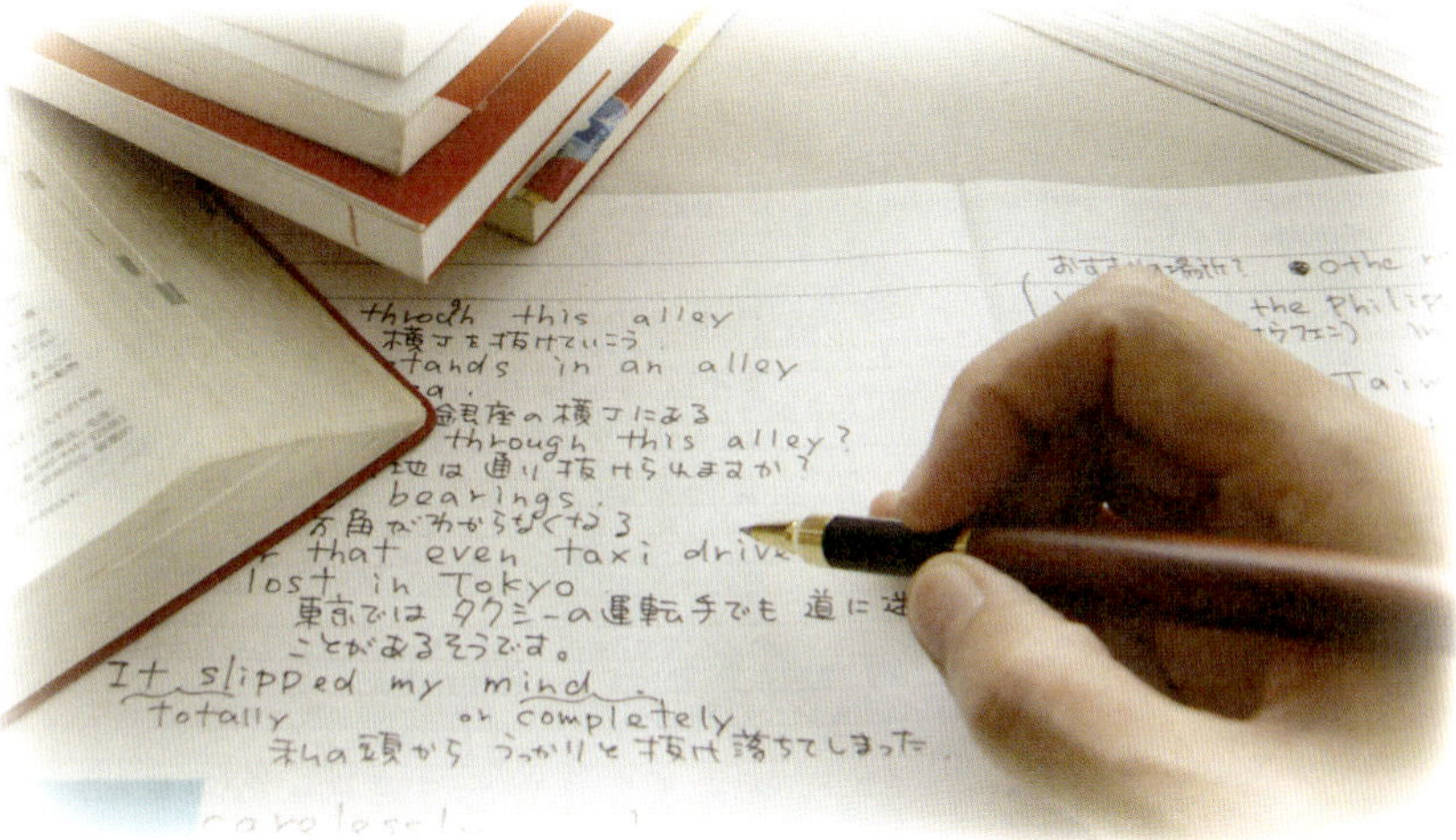

書いて覚えた単語は、時間が経っても忘れない!

手で「文字」を書くことが大切!

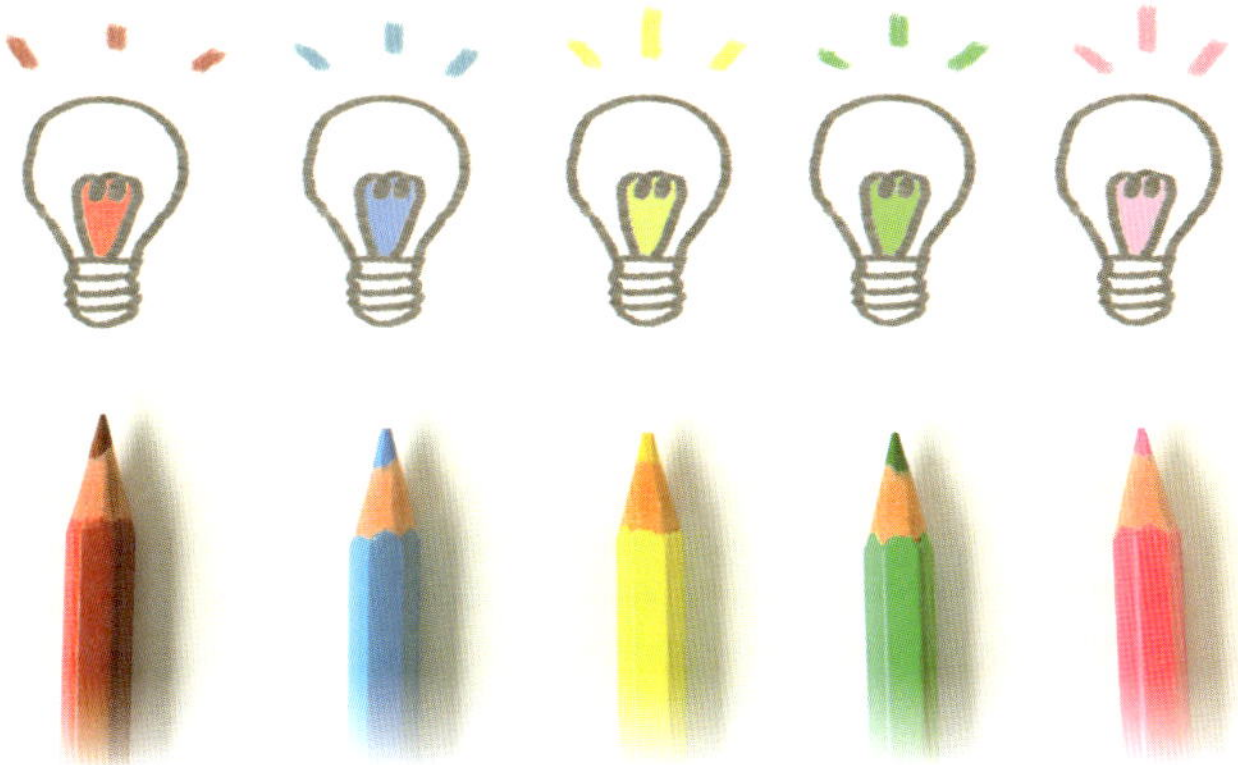

脳が活性化!

09 東町3丁目・本町1丁目――似ているものを覚える法

バスに乗車中でも、電車の待ち時間でも、街をブラブラと散歩しているときでも、脳は鍛えられます。

具体例をあげましょう。私は、よくバスを使って買い物に行きます。その車内で、停留場の名前を覚えるのが脳のトレーニングになるのです。

左図のように、地名を省略し、抜き出したカタカナの部分だけを覚える「**略語記憶法**」です。

ここで大切なのは、**一つひとつの停留所の名前を、きちんと声に出して覚えること**。そして忘れずに、**頭に「漢字」も思い浮かべてください**。

そうすると、「聴覚」を使って覚えられるほか、頭にイメージする際に目を使うので、「視覚」にも訴えかけることになって、覚えやすくなります。

電車の駅名や停留所名を覚えると、もう1つのメリットがあります。それは、「着くまでにあと何分くらいかかるのか」という見当がつくこと。

駅名やバス停の順序を覚えて、次の行動予定を頭に描くことができれば、時間の上手な使い方ができて助かる人も少なくないと思います。

ぜひ、試してみてください。

似ているものを覚える「略語記憶法」

バスの「停留所名」を覚える

省略

南町五丁目 ➜ ナンゴ（南五）

第三小学校 ➜ ダイサン（第三）

東町三丁目 ➜ トウサン（東三）

本町一丁目 ➜ ホンイチ（本一）

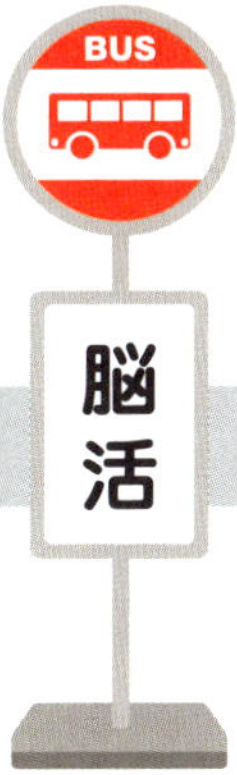

いつでも、どこでも
手間をかけずに脳トレ！

10 1776、8943——たとえば、この数字をどう覚える？

私は、駅へ行く道すがら、通り過ぎていった車のナンバープレートに書かれていた数字を記憶することで、脳のトレーニングをしています。

左図のように「**語呂合わせ記憶法**」を駆使して**数字を、自分にとって意味のある言葉に読み替えていく**のです。

かつてテレビCMで、電話番号の4126を「ヨイフロ」と読ませることで、視聴者にホテル名と電話番号を覚えてもらうことに成功した温泉ホテルがありました。

このように、無味乾燥な数字の羅列を覚えるときに効果的なのが、「語呂合わせ記憶法」です。

もちろん、読み替え方法に正解はありません。ですから**百人百様の読み替え方があってかまわない**のです。

重要なのは、同じように道を歩いていても、こうした〝読み替えゲーム〟をしている人と、ただ漠然と歩いている人とでは、5年、10年経てば、脳の働きに大きな違いが出てくるだろうということ。

医学的なデータがあるわけではありませんが、認知症にかかる率も違ってくることは容易に想像できます。

脳を鍛えるうえで大切なのは、**脳に対してつねに負荷をかける**ことです。

「語呂合わせ」のすごい効果

車のナンバープレートの数字を覚える

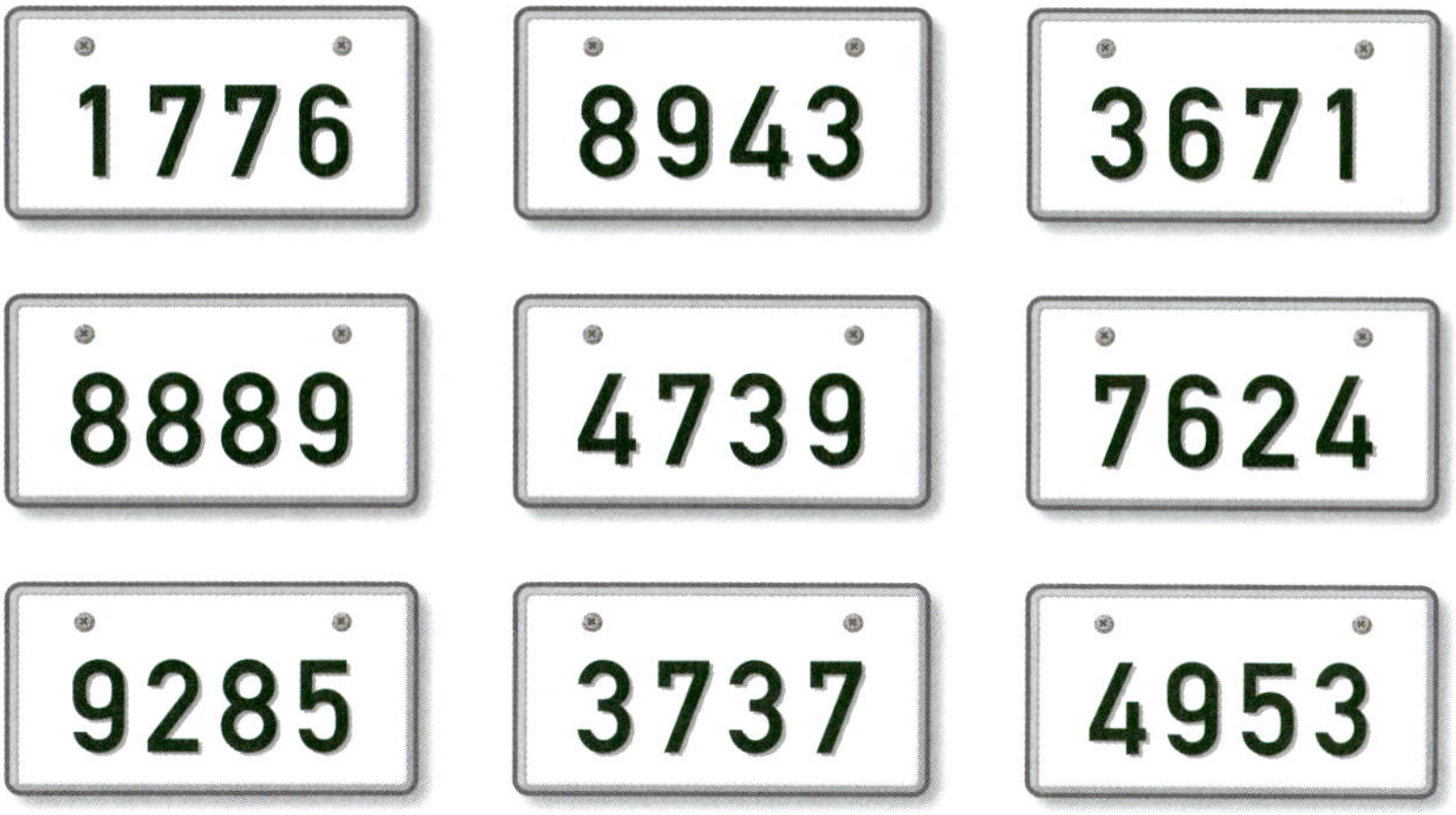

語呂合わせ

1776 ➜ いいな、なろう!
8943 ➜ ヤクよさなきゃ
3671 ➜ 見ろ! ナイターの野球
8889 ➜ 母は89歳
4739 ➜ よいな! 桜
7624 ➜ 南無、日蓮様よ
9285 ➜ 急に、はよ来い
3737 ➜ 皆々様
4953 ➜ よくゴミが出る

図解《ずかい》　10歳若返《さいわかがえ》る！　簡単《かんたん》に頭《あたま》を鍛《きた》える法《ほう》

著　者——高島徹治（たかしま・てつじ）
発行者——押鐘太陽
発行所——株式会社三笠書房
〒102-0072 東京都千代田区飯田橋3-3-1
電話：(03)5226-5734（営業部）
：(03)5226-5731（編集部）
http://www.mikasashobo.co.jp
印　刷——誠宏印刷
製　本——若林製本工場

編集責任者　清水篤史
ISBN978-4-8379-2768-6 C0030